儿童营养与健康宝典（彩图读本）

中国疾病预防控制中心营养与健康所

主编：赵丽云　于冬梅

顾问：陈春明　丁　洁　丁　冰　丁钢强　赵文华

编者：郭齐雅　俞　丹　许晓丽　王　寻　于文涛　房红芸　房玥晖　贾凤梅　李　婕　刘　素

北京大学医学出版社

ERTONG YINGYANG YU JIANKANG BAODIAN —— CAITU DUBEN

图书在版编目（CIP）数据

儿童营养与健康宝典：彩图读本/赵丽云，于冬梅主编.
— 北京：北京大学医学出版社，2016.3（2018.10重印）
ISBN 978-7-5659-1209-2

Ⅰ．①儿…　Ⅱ．①赵…　②于…　Ⅲ．①儿童—
饮食营养　Ⅳ．①R153.2

中国版本图书馆 CIP 数据核字（2015）第205007号

儿童营养与健康宝典——彩图读本

主　　编：赵丽云　　于冬梅
出版发行：北京大学医学出版社
地　　址：（100191）北京市海淀区学院路 38 号　北京大学医学部院内
电　　话：发行部 010-82802230；图书邮购 010-82802495
网　　址：http://www.pumpress.com.cn
E — mail：booksale@bjmu.edu.cn
印　　刷：北京信彩瑞禾印刷厂
经　　销：新华书店
责任编辑：董采萱　　责任校对：金彤文　　责任印制：李　啸
开　　本：889 mm × 1194 mm　1/24　　印张：3.75　　字数：57 千字
版　　次：2016 年 3 月第 1 版　2018 年 10 月第 3 次印刷
书　　号：ISBN 978-7-5659-1209-2
定　　价：18.00 元

前　言

　　儿童是国家的未来，是人类社会可持续发展的宝贵资源。改善儿童营养状况，提高儿童健康水平，是把我国从人口大国建设为人力资源强国的基础。儿童早期，特别是从胎儿期至出生后2岁（生命早期1000天），是决定其一生营养与健康状况的关键时期，而婴幼儿期营养不良、营养过剩都可能导致儿童不可逆转的生长和认知发育迟缓，影响智力潜能的发挥，还可能增加成年后患肥胖、高血压、冠心病和糖尿病等诸多慢性疾病的风险。

　　合理营养是健康的物质基础，平衡膳食又是合理营养的根本途径。中国营养学会依据中国儿童膳食和营养摄入情况，以及存在的突出问题，结合营养素需要量和食物成分的新知识，提出了2007年《中国居民膳食指南》。膳食指南对0～6月龄婴儿、6～12月龄婴儿、1～3岁儿童和学龄前儿童分别提出了膳食建议；同时为了帮助家长和看护人在日常生活中实践指南的内容，还给出了适用于不同月龄、年龄儿童的平衡膳食宝塔。《中国儿童青少年零食消费指南（2008）》的出版也对儿童的零食消费提出了更为形象和具体的指导。

　　在0～6岁儿童的成长岁月中，父母等家庭看护人、幼儿园或小学的老师、各种早教机构的工作人员、妇幼保健机构和疾病预防控制中心的医务工作者等都起到至关重要的作用，只要认真学习和理解科学的营养知识，并将这些知识付诸实践，就能够促进儿童的健康发育。

　　本书是编写人员、出版社工作人员共同努力的结果，从内容和设计上几经修改，具有较好的创意，在0~6岁儿童的营养与健康指导上具有十分重要的社会价值。由于时间仓促，难免会有疏漏或错误之处，因此，诚挚希望广大读者提出宝贵意见或建议。

中国疾病预防控制中心营养与健康所

科技支撑项目组

2015年7月

目　录

第一篇 认识食物和营养素

关于食物

- 食物是多种多样的
- 任何一种单一食物都不能提供人体所需的全部营养素
- 平衡的膳食必须是由多种食物构成的

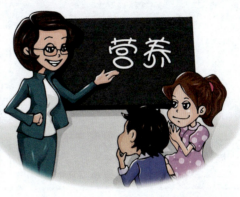

关于营养素

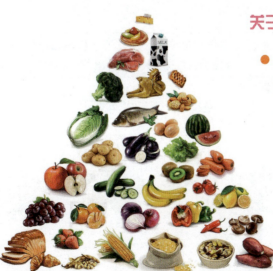

- 营养素包括五大类：蛋白质、脂肪、碳水化合物、维生素、矿物质

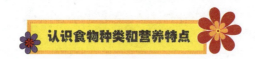

认识食物种类和营养特点

食物分类	举例	提供的营养素
谷类及薯类	米、面、杂粮及其制品 马铃薯、红薯、甘薯、木薯、芋头、山药	碳水化合物、蛋白质、膳食纤维、B族维生素
动物性食物	肉、禽、鱼、奶、蛋	蛋白质、脂肪、矿物质、维生素A、B族维生素、维生素D
豆类和坚果	大豆、其他干豆类及其制品 花生、核桃、杏仁等	蛋白质、脂肪、膳食纤维、矿物质、B族维生素、维生素E
蔬菜、水果和菌藻类①	蔬菜(深色蔬菜②的营养价值高于浅色蔬菜) 水果 蘑菇、香菇、木耳等	膳食纤维、矿物质、维生素C、胡萝卜素、维生素K、有益健康的植物化学物质
纯能量食物	动物油和植物油、淀粉、糖类、酒类	主要提供能量，动物油和植物油还可提供维生素E和必需脂肪酸

注：①蔬菜、水果各有优点，不能互相代替。
　　②深色蔬菜指的是深绿色、红色、橘红色、紫红色蔬菜。

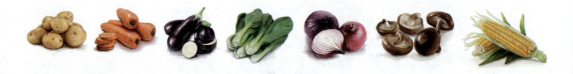

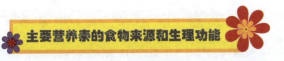

主要营养素的食物来源和生理功能

营养素	主要食物来源	生理功能
碳水化合物	谷类、薯类	提供能量，构成机体组织和神经系统的重要物质
蛋白质	各种肉类、蛋类、奶及奶制品、大豆等	构成人体的主要物质，参与机体多项生理活动，组成酶类、激素、免疫物质、神经传递介质的主要物质
脂肪	动物油、植物油	给人体供给能量；构成生物膜；促进生长发育；脂溶性维生素的载体，并促进其消化吸收；增加食物美味和饱腹感
钙	奶和奶制品、大豆、小鱼和连壳吃的小虾	促进生长发育，是骨骼和牙齿的主要构成物质
铁	动物内脏、血、瘦肉	构成血红蛋白，参与血红细胞生成
锌	贝壳类海产品、红色肉类、动物内脏	参与细胞分化，参与免疫反应，与味觉有关
维生素A	动物肝、深绿色或红黄色蔬菜和水果	促进暗适应能力，增强免疫力，维持骨质代谢，防癌抗癌
维生素D	海鱼、鱼卵、鱼肝油	维持血钙水平，调节免疫功能
维生素B_1	未精制的谷类食物、瘦肉、内脏	与能量和糖代谢有关，在神经心理和心功能方面也有作用
维生素B_2	肉类、禽类、鱼类	抗氧化，参与能量生成
维生素C	新鲜的蔬菜和水果	抗氧化，促进伤口愈合，促进铁吸收，提高免疫力

蛋白质-能量营养不良

蛋白质－能量营养不良（PEM）是一种因缺乏能量和（或）蛋白质而引起的营养缺乏病，多发生在经济落后、卫生条件差的地区。

> **PEM包括两种类型：消瘦型和水肿型。**

消瘦型是由于长期摄食不足引起的，多见于饥饿、疾病及先天营养不良等。

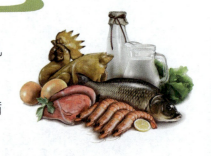

水肿型是由于蛋白质严重缺乏而能量还可以满足最低需要引起的。

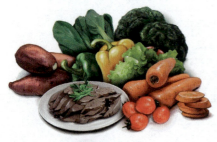

维生素A缺乏

膳食中维生素A长期缺乏，会引发一系列的症状：免疫能力降低而容易患上各种感染；暗适应能力降低而患夜盲症，可有结膜、角膜干燥即干眼症，角膜软化，严重者可致盲；皮肤干燥、脱屑，毛囊角化；反复的呼吸道感染，甚至引起支气管肺炎；发育迟缓，容易有龋齿。

> **饮食提示：富含维生素A的食物包括动物肝、鱼肝油、奶及奶制品、蛋类、红黄色水果和蔬菜类、薯类等。**

维生素B₁缺乏

维生素B₁缺乏病又称脚气病，患此病者常出现下肢疼痛、麻木、水肿及肌肉乏力和压痛等，还可出现心动过快、呼吸窘迫，严重者甚至出现心力衰竭和精神失常。

> **饮食提示：不要经常吃加工过细的精白米面，建议常吃些豆类食物和杂粮。**

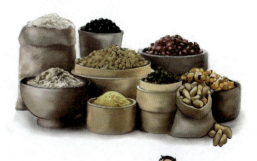

5

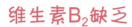

维生素B$_2$缺乏

维生素B$_2$缺乏主要表现为：口角、口唇及舌头发炎，形成"地图舌"；维生素B$_2$缺乏严重时可出现视物模糊，怕光流泪，有烧灼感，角膜周围充血；鼻翼两侧、脸颊、前额、两眉间可出现皮脂溢出性皮炎；阴囊出现湿疹样症状，有红肿、脱屑、渗出、结痂并有疼痛感。

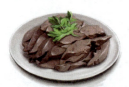
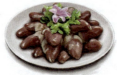
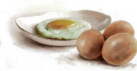
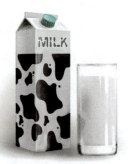

饮食提示：饮食中增加动物性食物，特别是动物内脏如肝、肾、心，以及蛋黄和奶等。

维生素C缺乏

长期缺乏维生素C会引起牙龈肿胀、出血，皮肤瘀点、瘀斑，甚至全身广泛性出血，所以维生素C缺乏病又称作"坏血病"。维生素C缺乏的儿童容易骨折，且免疫力下降，易发生各种感染性疾病。

> 饮食提示：多吃富含维生素C的食物，如茼蒿、白菜、菠菜、辣椒、韭菜、猕猴桃、酸枣、草莓、柑橘、柠檬等。做菜的时候要按照"随洗、随切、随炒、随吃"的原则，先洗后切，切好的蔬菜用急火快炒的方法及时烹调，尽量缩短加热时间。

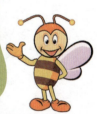

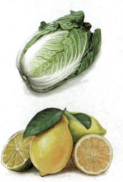
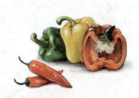
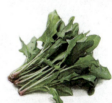
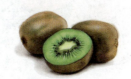
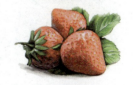
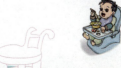

维生素D缺乏

膳食中缺乏维生素D，或由于缺乏紫外线照射而使在体内合成的维生素D减少，会引起婴幼儿佝偻病。佝偻病初期，孩子会表现为多汗、夜惊、好哭等；前胸部两侧肋骨与软骨交界处外凸呈"鸡胸"，两下肢膝部外弯呈"O"形腿或内弯呈"X"形腿，腕、踝部圆凸呈"手镯"或"脚镯"。

多晒太阳是预防佝偻病最经济、方便、安全、有效的方法。要注意的是，紫外线不能透过窗玻璃，因此，必须开窗或到室外进行户外活动。

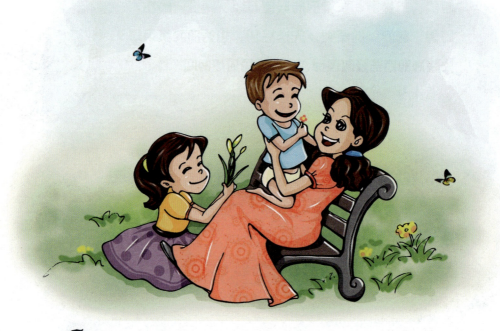

> 饮食提示：多吃富含维生素D、钙、磷和蛋白质的食物，如奶类及奶制品、蛋类、豆类及豆制品、坚果类等。

钙缺乏

缺钙容易引起佝偻病、手足抽搐、骨骼及牙齿生长发育障碍、体格矮小、易发生骨折等。

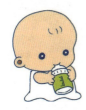

> 饮食提示：多吃富含钙的食物，如奶类及奶制品、小虾皮、海带、大豆及其制品。

铁缺乏

所吃食物当中含铁丰富的肉类食品较少，有偏食、挑食等不良饮食习惯，加上儿童正处于生长发育的时期，对铁的需要量增加，因此，很容易出现铁缺乏引起的缺铁性贫血。缺铁性贫血的孩子易疲劳、头晕、食欲差；注意力不集中，学习成绩下降；抵抗力下降，易患呼吸道疾病；长期贫血还会影响儿童的智力和体格发育。

> **饮食提示：多选择铁吸收利用率高的动物性食物，如动物肝、动物血、瘦肉、鱼、蛋黄等，同时还要增加富含维生素C的新鲜蔬菜和水果。**

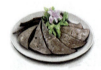

锌缺乏

缺锌的孩子主要表现有：食欲缺乏；生长发育落后，严重者可有侏儒症、精神障碍等；青春期性发育迟缓；喜欢吃泥土、墙皮、纸张、煤渣或其他异物等；免疫功能降低，容易患各种感染；缺锌严重者全身皮肤可有皮疹、皮炎、溃疡等改变。

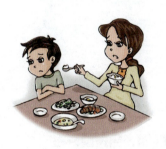
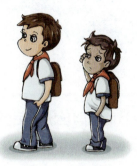
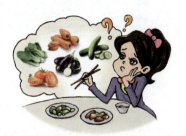

　　饮食提示：增加动物性食品如肉、蛋、奶、海产品及大豆的摄入，粗、细粮搭配，零食中搭配少量坚果，多吃蔬菜和水果，不能偏食、挑食。

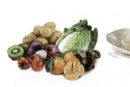

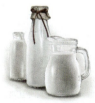
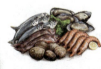

11

第三篇　0~6岁儿童的膳食指南与平衡膳食宝塔

儿童早期，特别是从胎儿期至出生后2岁（生命早期1000天），是决定其一生营养与健康状况的最关键时期。合理营养是健康的物质基础，平衡膳食又是合理营养的根本途径。

中国营养学会于2007年提出了0~6月龄婴儿、6~12月龄婴儿、1~3岁儿童和学龄前儿童的膳食建议。为了使膳食指南更为直观，帮助家长和看护人在日常生活中实践指南内容，还绘制了相应的平衡膳食宝塔图。

一、0~6月龄婴儿的膳食指南与平衡膳食宝塔

（一）中国0~6月龄婴儿喂养指南

1. 纯母乳喂养

纯母乳喂养：指在婴儿出生后6个月内完全以母乳满足婴儿的全部液体、

能量和营养需要的喂养方式，除外使用少量的营养素补充剂如维生素 D 和维生素 K 。

基本纯母乳喂养：除母乳之外，仅给予水或其他非营养液体（不含能量和营养素）的喂养方式。

母乳是婴儿最好的食物，是6个月之内婴儿最理想的天然食品，经济、安全又方便，不易发生过敏反应。

母亲应按需喂奶，最少坚持6个月的完全纯母乳喂养，从婴儿6月龄开始添加辅食的同时继续给予母乳喂养，且最好能持续到2岁。

2.产后尽早开奶，初乳营养最好

在婴儿出生后7天内，其母亲的乳汁为初乳。初乳对婴儿防御感染、建立初级免疫系统、通便都十分重要。建议开奶时间越早越好，产后 30 分钟即可喂奶。

尽早开奶的好处：①初乳非常珍贵；②刺激泌乳；③新生婴儿觅食和吸吮反射强烈，母亲渴望抚摸婴儿；④减轻婴儿生理性黄疸、生理性体重下降，减少低血糖的发生。

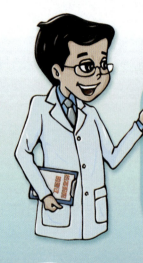

给准妈妈的建议：

1、分娩之前多了解母乳喂养知识；

2、尽可能自然分娩；

3、婴儿出生后尽快让其吸妈妈乳房，越早越好；

4、尽早使用吸奶泵在孩子不吸吮时期刺激乳房，促进乳汁分泌。

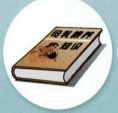

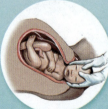

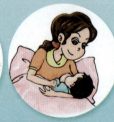

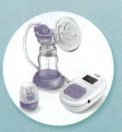

3.尽早抱婴儿到户外活动或适当补充维生素D

母乳中维生素 D 含量较低，家长应尽早抱婴儿到户外活动，适宜的阳光会促进皮肤维生素 D 的合成；也可在医生指导下给婴儿补充维生素 D 制剂。

正常母乳喂养婴儿： 每日给维生素 D 400～800IU（南方 400～600IU，北方 600～800IU）；早产儿每日 600～800IU；口服维生素D有困难的婴儿，可每月口服一次维生素 D，剂量为50 000～100 000IU 。

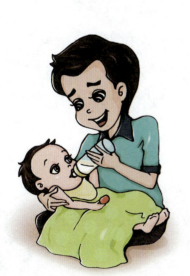

人工喂养婴儿： 首选适合0～6月龄婴儿的婴儿配方奶粉，符合国家婴幼儿奶粉标准的配方奶粉中每百克会添加200～400IU维生素D。

4.给新生儿和1～6月龄婴儿及时补充适量维生素K

母乳中的维生素 K 含量较低，对于新生儿，尤其是早产儿、低出生体重儿，需要在医生指导下给0～6月龄婴儿适量补充，以避免因维生素 K 缺乏所

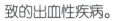

致的出血性疾病。

5.不能用纯母乳喂养时，宜首选婴儿配方食品喂养

由于乳母患有传染性疾病、精神障碍，或者乳汁分泌不足或无乳汁分泌等原因，不能用纯母乳喂养婴儿时，建议首选正规厂家生产的适合于0～6月龄婴儿的配方奶粉喂养，不宜直接用普通液态奶、成人奶粉、蛋白粉等喂养婴儿。

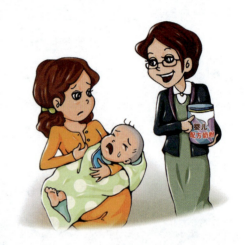

婴儿配方食品分为：①起始婴儿的配方奶：适用于 0～6 月龄不能用母乳喂养的婴儿。②后继或较大婴儿配方奶：适用于 6 月龄以后的婴儿。③特殊医学用途配方奶：适用于生理上有异常需要或特殊膳食需求的婴儿，例如为早产儿、先天性代谢缺陷（如苯丙酮酸尿症）设计的配方，为乳糖不耐受儿设计的无乳糖配方，为牛乳过敏儿设计的水解蛋白或其他不含牛奶蛋白的配方等。

实施人工喂养的方法：注意安全卫生；按规定调制奶液；建议每次给孩子喂奶15～20分钟，不宜超过30分钟，两次喂奶的间隔一般为3～4 小时；不必强求婴儿把奶瓶内的牛奶喝完；喂奶时应让奶瓶与嘴垂直，使奶嘴处充满奶液，以免婴儿吸入空气引起腹胀或溢奶；每次喂奶结束时，奶瓶中应有剩余奶，以便观察食入量并确认婴儿是否吃饱；婴儿喝完奶后拍背排气；剩余奶汁立即处理掉并清洗奶瓶，避免细菌生长；若发现婴儿对牛奶有过敏反应如腹痛、湿疹、荨麻疹等，立即停止使用，在医生指导下改用其他不含牛奶的代乳品。

6.定期监测生长发育状况

身长和体重等生长发育指标反映了婴儿的营养状况，父母可以在家里对婴儿进行定期测量，不仅可以了解婴儿的生长发育速度是否正常，也可以及时发现婴儿的喂养方法是否正确。孩子的生长有其个体特点，生长速度有快有慢，只要孩子的生长发育在正常范围内就不必担心。

（二）0～6月龄婴儿的平衡膳食宝塔

0～6月龄婴儿平衡膳食宝塔的含义是：母乳是6个月以内婴儿最理想的天然食品。世界卫生组织推荐，对于出生后0～6月龄的婴儿，应坚持纯母乳喂养，实施按需哺乳，每天喂奶6～8次以上，并可在医生的指导下使用少量营养补充品，如维生素D或鱼肝油。因为某些原因不能用母乳喂养时，宜首选婴儿配方食品。

0~6月龄婴儿平衡膳食宝塔

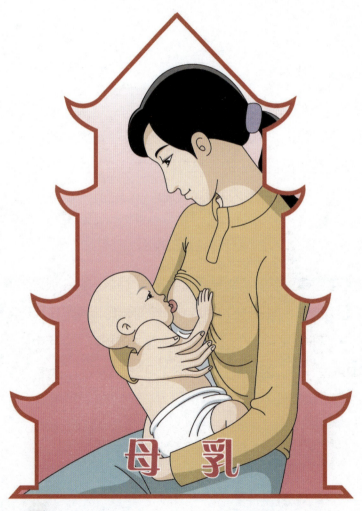

母乳

母乳是6个月以内婴儿最理想的天然食品
按需喂奶，每天喂奶6~8次以上

可在医生的指导下，使用少量营养补充品，如维生素D或鱼肝油

儿童营养与健康宝典（彩图读本）

二、6~12月龄婴儿的膳食指南与平衡膳食宝塔

（一）中国6～12月龄婴儿的喂养指南

1.奶类优先，继续母乳喂养

奶类应是 6～12月龄婴儿营养需要的主要来源，建议每天应首先保证 600～800ml 的奶量，以保证婴儿正常体格和智力发育。

母乳仍是婴儿的首选食品，建议 6～12 月龄的婴儿继续母乳喂养。如母乳不能满足婴儿需要，可使用较大婴儿配方奶予以补充。

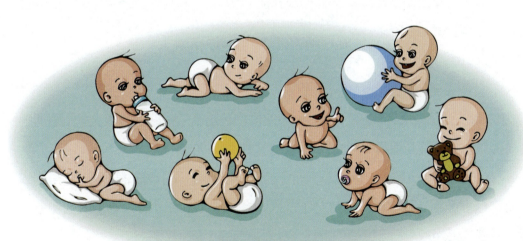

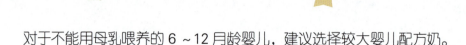

对于不能用母乳喂养的 6～12 月龄婴儿，建议选择较大婴儿配方奶。

2. 及时合理添加辅食

从 6 月龄开始，需要逐渐给婴儿补充一些非乳类食物，包括果汁、菜汁等液体食物，米粉、果泥、菜泥等泥糊状食物，以及软饭、烂面、切成小块的水果/蔬菜等固体食物，这一类食物被称为辅助食品，简称为"辅食"。

6个月后要添加辅助食品的原因：①补充营养素的不足；②增强消化功能；③促进神经系统的发育；④培养良好的饮食习惯。

添加辅食的顺序：首先添加谷类食物（如婴儿营养米粉），其次添加蔬菜汁（蔬菜泥）和水果汁（水果泥）、动物性食物（如蛋羹、鱼、禽、畜肉泥/松等）。建议动物性食物添加的顺序为：蛋黄泥、鱼泥（剔净骨和刺）、全蛋（如蒸蛋羹）、肉末。

辅食添加的原则：

（1）从一种到多种：开始添加的食物应遵循从一种到多种、逐一添加的原则，要等婴儿适应一种食物后再开始添加另一种新食物。

（2）由少量到多量：添加辅食的量要根据婴儿的营养需要和消化道的成熟程度确定。开始添加的食品可先每天给予 1 次，以后逐渐增加次数和量，并随之适当减少母乳喂哺的次数，从而逐渐停止母乳喂养。

（3）从稀到稠：给予的食物应逐渐从稀到稠，从流质食物开始，逐渐过

小贴士：从6月龄时开始添加泥糊状食物（如米糊、菜泥、果泥、蛋黄泥、鱼泥等）；7~9月龄时，可由泥糊状食物逐渐过渡到可咀嚼的软固体食物（如烂面、碎菜、全蛋、肉末）；10~12月龄时，大多数婴儿可逐渐转为以固体食物为主的膳食。

渡到半流质食物，再到软固体食物，最后为固体食物，例如从米汤、烂粥、稀粥逐渐过渡，最后到软饭。

（4）从细到粗： 给予食物的性状应从细到粗，例如从先喂菜汤开始，逐渐试喂细菜泥、粗菜泥、碎菜和煮烂的蔬菜。

（5）注意观察婴幼儿的消化能力： 添加一种新的食物后，如有呕吐、腹泻等消化不良反应，可暂缓添加，待症状消失后再从少量开始添加，但是不能认为是孩子不适应此种食物而不再添加辅食。如婴儿患病，可根据当时情况暂停添加新的辅食。

（6）不要强迫进食： 当婴儿不愿意吃某种新食物时，切勿强迫，可改变方式，常常会收到良好的效果。例如，可在婴儿口渴时给予新的饮料，在婴儿饥饿时给予新的食物等。

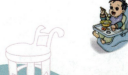

（7）单独制作，注意盐的用量：婴儿的辅食应用新鲜食物单独制作，少用盐或不用盐。制作过程要卫生，给婴儿的食物最好是现做的，不要喂剩的食物。

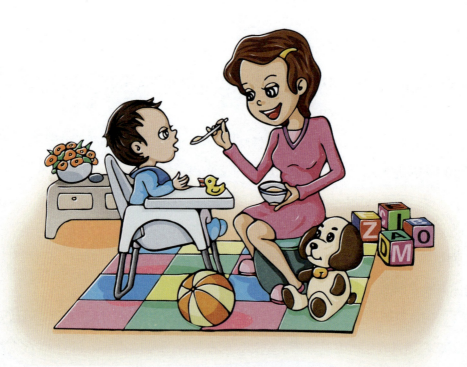

3.尝试多种多样的食物，膳食少糖、无盐、不加调味品

婴儿 6 月龄时，每餐的安排可逐渐开始尝试搭配谷类、蔬菜、动物性食物，每天应安排水果。应让婴儿逐渐开始尝试和熟悉多种多样的食物，特别是蔬菜类，可逐渐过渡到除奶类外由其他食物组成的单独餐。

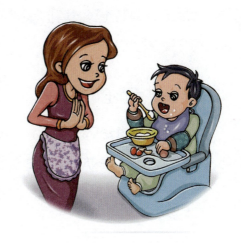

随着月龄的增加，应根据婴儿需要，增加食物品种和数量，调整进餐次数，可逐渐增加到每天三餐（不包括乳类进餐次数）。

限制果汁的摄入量或避免提供低营养价值的饮料，以免影响进食量。

制作辅食时应尽可能少糖、不放盐、不加调味品，但可添加少量食用油。

4.逐渐让婴儿自己进食，培养良好的进食行为

建议用小勺给婴儿喂食物，对于 7~8月龄的婴儿，应允许其自己用手握或抓食物吃，到 10~12月龄时鼓励婴儿自己用勺进食，这样可以锻炼婴儿手眼协调功能，促进精细动作的发育。

5.定期监测生长发育状况

身长和体重等生长发育指标反映了婴儿的营养状况，对 6～12月龄婴儿仍应每个月进行定期的测量。

6.注意饮食卫生

膳食制作和进餐环境要卫生，餐具要彻底清洗消毒，食物应合理储存以防腐败变质，严把"病从口入"关，预防食物中毒。

给婴儿的辅食应根据需要现制现食，剩下的食物不宜存放，要扔掉。

（二）6～12月龄婴儿的平衡膳食宝塔

6～12月龄婴儿的平衡膳食宝塔中建议的食物摄入量都是指食物可食部分的生重，建议的食物量为平均每天的摄入量。

6～12月龄婴儿的平衡膳食宝塔的含义是：

（1）继续母乳喂养；

（2）母乳不足时，可补充婴儿配方食品（母乳、婴儿配方奶600～800ml）；

（3）逐渐添加辅助食品，至12月龄时，可达到如下种类和数量（食物重量为生重）：

● 谷类40～110g

● 蛋黄1个或鸡蛋1个

● 烹调油5～10g

● 蔬菜和水果各25～50g

● 鱼/禽/畜肉25～40g

6~12月龄婴儿平衡膳食宝塔

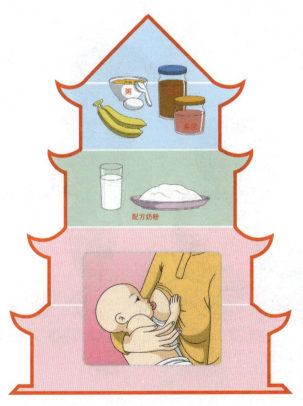

逐渐添加辅助食品，至12月龄时，可达到如下种类和数量：
● 谷类40g～110g
● 蔬菜类和水果类各25g～50g
● 蛋黄1个或鸡蛋1个
● 鱼/禽/畜肉25～40g
● 油5～10g

婴儿配方食品补充母乳的不足（母乳、婴儿配方奶600～800ml）

继续母乳喂养

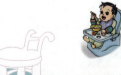

三、学龄前儿童的膳食指南与平衡膳食宝塔

（一）中国1~3岁幼儿喂养指南

1.继续给予母乳喂养或其他乳制品，逐步过渡到食物多样

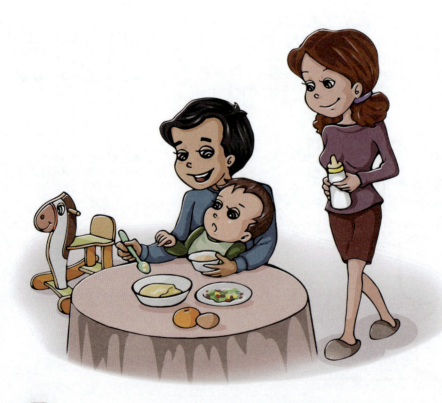

可继续给予母乳喂养直到 2 岁，或每日给予不少于350ml 液体奶的幼儿配方奶粉；也可给予相当量的强化了铁、维生素A等多种微量营养素的食品。不宜直接给予普通液态奶、成人奶粉或大豆蛋白粉等。

家庭条件有限时，可将普通液态奶稀释，或与淀粉/蔗糖类食物调制后喂给幼儿。

如果幼儿不能摄入适量的奶制品，需要通过其他途径补充优质的蛋白质和钙，例如用 100g 左右鸡蛋（约 2 个）经适当加工（蒸蛋羹等）来代替。

幼儿满 2 岁时可逐渐停止母乳喂养，但是每日应继续提供幼儿配方奶粉或其他的乳制品。同时，应根据幼儿的牙齿发育情况，适时增加细、软、碎、烂的膳食，种类不断丰富，数量不断增加，逐渐向食物多样化过渡。

2.选择营养丰富、易消化的食物

幼儿食物的选择应依据营养全面丰富、易消化的原则，充分考虑满足能量需要，增加优质蛋白质的摄入，以保证幼儿生长发育的需要；增加铁的供应，以避免铁缺乏和缺铁性贫血的发生。

鱼类脂肪有利于儿童的神经系统发育，可适当多选用鱼虾类食物，尤其是海鱼类。

对于1～3岁幼儿，应每月选用猪肝或鸡肝、羊肝做成肝泥分次食用，以增加维生素 A 的摄入量。

不宜给幼儿直接食用坚硬的食物、易误吸入气管的硬壳果类（如花

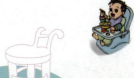

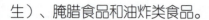

生）、腌腊食品和油炸类食品。

3.采用适宜的烹调方式，单独加工制作膳食

幼儿膳食应专门单独加工、烹制，并选用合适的烹调方式和加工方法。

应将食物切碎煮烂，易于幼儿咀嚼、吞咽和消化，特别注意要完全去除皮、骨、刺、核等；大豆、花生等硬果类食物，应先磨碎，制成泥、糊、浆等形式进食。

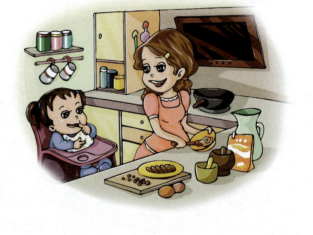

宜采用蒸、煮、炖、煨等烹调方式，不宜采用油炸、烤、烙等方式。

口味以清淡为好，不应过咸，更不宜食辛辣刺激性食物，尽可能少用或不用含味精或鸡精、色素、糖精的调味品。

要注重花样品种的交替更换，保持幼儿进食兴趣。

4.在良好环境下规律进餐，重视良好饮食习惯的培养

幼儿饮食要一日5餐、6餐，即一天进食主餐3次，上、下午两主餐之间

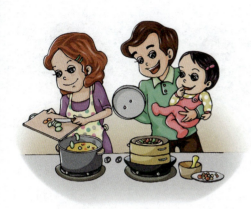

各安排包含奶类、水果和其他稀软面食的加餐，晚饭后也可加餐或零食，但睡前应忌食甜食，以防龋齿。

要重视幼儿饮食习惯的培养，饮食安排上要逐渐做到定时、适量、有规律地进餐，不随意改变幼儿的进餐时间和进餐量；鼓励和安排较大幼儿与全家人一同进餐；培养孩子集中精力进食，暂停其他活动；家长以身作则，用良好的饮食习惯影响幼儿，避免偏食、挑食的习惯。

创造良好的进餐环境，进餐场所安静愉悦，餐桌椅、餐具可适当儿童化，鼓励、引导和教育儿童使用匙、筷等自主进餐。

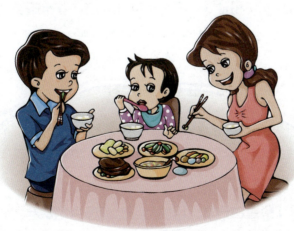

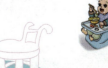

5.鼓励幼儿多做户外游戏与活动，合理安排零食，避免过瘦与肥胖

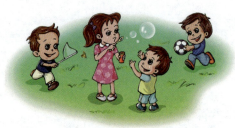

由于奶类和普通食物中维生素D含量十分有限，幼儿单纯依靠普通膳食难以满足维生素D需要量。适宜的日光照射可促进皮肤中维生素D的形成，对儿童钙吸收和骨骼发育具有重要意义。因此，建议每日安排幼儿进行 1~2 小时的户外游戏与活动。

正确选择零食品种，合理安排零食进食时机，既增加儿童对饮食的兴趣，有利于能量补充，又可避免影响主餐食欲和进食量。零食应首选水果、乳制品等营养丰富的食物，零食数量和进食时机以不影响幼儿主餐食欲为宜。应控制糖果、甜饮料等纯能量类零食的食用量。

鼓励儿童适度活动和游戏，有利于幼儿体能、智能的发育，维持能量平衡，使儿童体重合理增长，避免瘦弱、超重或肥胖。

6.每天足量饮水，少喝含糖量高的饮料

水是人体必需的营养素，儿童对水的需要量也更高。1~3 岁幼儿每日每千克体重约需水125ml，全日总需水量为 1250~2000ml，其中 600~1000ml 的水需要通过直接饮水来满足。

幼儿的最好饮料是白开水。目前市场上许多含糖饮料和碳酸饮料含有葡

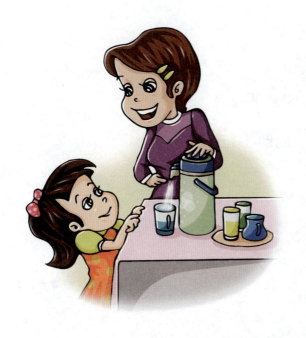

萄糖、碳酸、磷酸、咖啡因等物质，过多饮用不仅影响孩子食欲，诱发龋齿，还会造成摄入过多能量，导致肥胖或营养不良，进而不利于儿童的生长发育，应该严格控制。

7.定期监测生长发育状况

身长（身高）和体重等生长发育指标反映幼儿的营养状况，父母可以在家里对幼儿进行定期测量，1～3岁幼儿应每2～3个月测量一次。

8.确保饮食卫生，严格消毒餐具

选择清洁、不变质的食物原料，不食隔夜饭菜和不洁、变质的食物，在选用半成品或者熟食时，应彻底加热后再食用。

幼儿餐具应彻底清洗和加热消毒。养护人应注意个人卫生。培养幼儿养成饭前便后洗手等良好的卫生习惯，以减少肠道细菌、病毒以及寄生虫感染的机会。

1~3岁幼儿平衡膳食宝塔

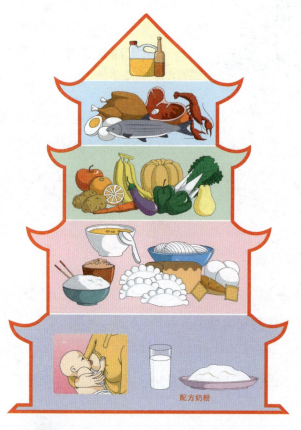

油20~25g

蛋类、鱼虾肉、瘦畜禽肉等 100g

蔬菜类和水果类各150~200g

谷类100~150g

母乳和乳制品：继续母乳喂养，可持续至2岁；或幼儿配方奶粉80~100g

配方奶粉

（二）1~3岁幼儿平衡膳食宝塔

1~3岁幼儿平衡膳食宝塔一共五层，膳食宝塔中建议的各类食物摄入量都是指食物可食部分的生重，建议的食物量为平均每天的摄入量。1~3岁幼儿平衡膳食宝塔的含义是：

（1）母乳喂养应继续到2岁；

（2）或者每日供应不少于相当于600ml母乳的婴幼儿配方奶粉或稀释的鲜牛奶，即350ml鲜牛奶或幼儿配方奶粉80~100g或相当量的乳制品。

（3）还要安排下面的各类食物：

● 谷类（包括米和面粉等粮谷类食物）100~150g

● 新鲜绿色、红黄色蔬菜以及菌蕈藻类150~200g

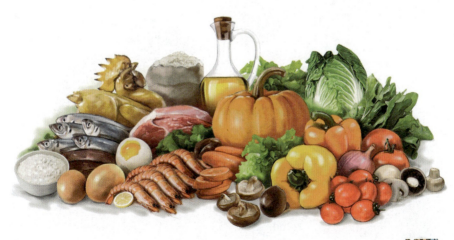

● 蛋类、鱼虾类、瘦畜禽肉等100g

● 烹调油20～25g

四、学龄前儿童的膳食指南与平衡膳食宝塔

（一）中国学龄前儿童的膳食指南

与婴幼儿时期相比，这一时期儿童的生长速度减慢，各器官持续发育并逐渐成熟。供给其生长发育所需的足够营养，帮助其建立良好的饮食习惯，为

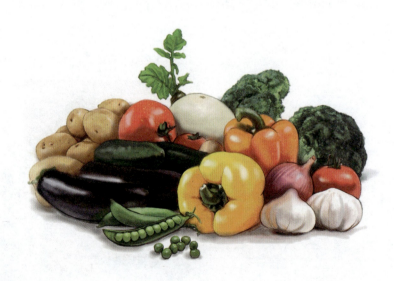

其一生建立健康膳食模式奠定坚实的基础，是学龄前儿童膳食的关键。

1.食物多样，谷类为主

儿童的膳食必须是由多种食物组成的平衡膳食，提倡广泛食用多种食物。

谷类食物可为儿童提供碳水化合物、蛋白质、膳食纤维和 B 族维生素等。学龄前儿童的膳食应以谷类食物为主体，并适当注意粗、细粮的合理搭配。

2.多吃新鲜蔬菜和水果

鼓励学龄前儿童适当多吃蔬菜和水果。

蔬菜和水果所含的营养成分并不完全相同，不能相互替代。

在制备儿童膳食时，应将蔬菜切小、切细，以利于儿童咀嚼和吞咽；同时还要注重蔬菜和水果品种、颜色及口味的变化，以引起儿童对蔬菜、水果的兴趣。

3.经常吃适量的鱼、禽、蛋、瘦肉

鱼、禽、蛋、瘦肉等动物性食物是优质蛋白质、脂溶性维生素和矿物质的良好来源。动物蛋白质的氨基酸组成更适合人体需要，且赖氨酸含量较高，有利于补充植物蛋白质中赖氨酸的不足。人体对肉类中铁的利用较好。鱼类特

别是海产鱼所含不饱和脂肪酸有利于儿童神经系统的发育。动物肝含维生素 A 极为丰富，还富含维生素 B_2、叶酸等。

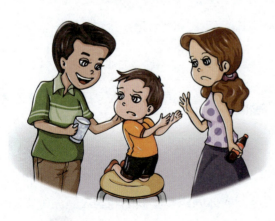

4.每天饮奶，常吃大豆及其制品

鼓励儿童每日饮奶。奶类是一种营养成分齐全、组成比例适宜、易消化吸收、营养价值很高的天然食品。除含有丰富的优质蛋白质、维生素 A、核黄素外，含钙量较高，且利用率也很高，是天然钙质的极好来源。儿童摄入充足的钙有助于增加骨密度，从而延缓其成年后发生骨质疏松的年龄。

大豆含丰富的优质蛋白质、不饱和脂肪酸、钙，以及维生素 B_1、维生素 B_2、烟酸等，建议常吃大豆及其制品。

5.膳食清淡少盐，正确选择零食，少喝含糖量高的饮料

在为学龄前儿童烹调加工食

36

物时，应尽可能保持食物的原汁原味，让孩子首先品尝和接纳各种食物的自然味道。为了保护儿童较敏感的消化系统，避免干扰或影响儿童对食物本身的感知和喜好，正确选择食物和实现膳食多样性，预防偏食和挑食的不良饮食习惯，儿童的膳食应清淡、少盐、少油脂，并避免添加辛辣等刺激性物质和调味品。

学龄前儿童以一日"三餐两点"制为宜。各餐营养素和能量合理分配，早、中、晚正餐之间加适量的加餐食物，既保证了营养需要，又不增加胃肠道负担。

零食是学龄前儿童饮食中的重要内容，用以补充不足的能量和营养素，应科学认识和合理选择。

学龄前儿童新陈代谢旺盛，活动量大，水分需要量也大，建议学龄前儿童每日饮水量为1000～1500ml。最好饮用白开水。

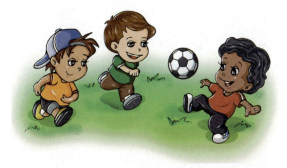

避免饮用各种饮料。碳酸饮料等含糖饮料含有葡萄糖、碳酸、磷酸、咖啡因等物质，过多饮用会影响儿童的食欲，诱发龋齿，还会摄入过多能量，不利于儿童的健康成长。

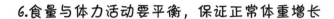

6.食量与体力活动要平衡，保证正常体重增长

进食量与身体活动是控制体重的两个主要因素，为了保持儿童适宜的体重，需要维持进食量与能量消耗之间的平衡。

消瘦的儿童则应适当增加食量，加大油脂的摄入，以维持正常的生长发育和适宜的体重增长；肥胖的儿童应控制总进食量和高油脂食物摄入量，适当增加活动（锻炼）强度及持续时间。

7.不挑食、不偏食，培养良好饮食习惯

学龄前儿童开始具有一定的独立性活动，模仿能力强，兴趣增加，易出现饮食无规律，吃零食过多，食物过量等情况。当受冷或受热，患有疾病或情绪不安定时，易影响消化功能，可能造成厌食、偏食等不良饮食习惯。所以要特别注意培养儿童良好的饮食习惯，不挑食、不偏食。

8.吃清洁卫生、未变质的食物

注意儿童的进餐卫生，包括进餐环境、餐具和供餐者的健康与卫生状况。

幼儿园集体用餐要提倡分餐制，减少疾病传染的机会。

不要饮用生的（未经高温消毒过的）牛奶和未煮熟的豆浆，不要吃生鸡蛋和未熟的肉类加工食品，不吃污染、变质的食物。

（二）学龄前儿童平衡膳食宝塔

学龄前儿童平衡膳食宝塔共分五层，膳食宝塔中建议的各类食物摄入量都是指食物可食部分的生重，建议的食物量为平均每天的摄入量。

第一层（底层）：谷类（米饭、面条等）180～260g，适量饮水。

第二层：蔬菜类200～250g，水果类150～300g。

第三层：鱼虾类40～50g，禽畜肉类30～40g，蛋类60g。

第四层：奶类200～300g或相当量的奶制品，大豆及豆制品25g。

第五层：烹调油25～30g，糖果等少量。

另外，适量饮水，适当户外运动。

学龄前儿童平衡膳食宝塔

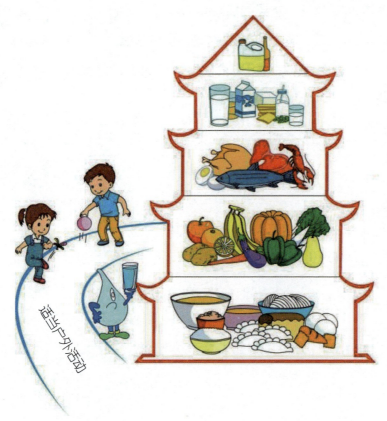

油25~30g

奶类及奶制品
200~300g
大豆类及豆制品25g

鱼虾类40~50g
禽畜肉类30~40g
蛋类60g

蔬菜类200~250g
水果类150~300g

谷类（米饭、面条
等）180~260g，适
量饮水

适当户外活动

《中国儿童青少年零食消费指南（2008）》指出，零食已成为儿童每日饮食中的一部分，有必要让儿童及其看护人认识零食的营养特点，指导他们建立合理选择和消费零食的行为，从而促进儿童身体健康。

一、什么是零食？

零食是指非正餐时间少量食用的各种食物和饮料（不包括水）。

二、零食种类及营养特点

零食多种多样，《中国儿童青少年零食消费指南（2008）》将零食分成了10大类：

1.谷类零食：常见的谷类零食主要有饼干、面包、糕点等。

（1）低油、低盐、低糖的燕麦片，煮玉米，无糖或低糖全麦面包，全麦饼干等是膳食纤维的极佳来源，不仅脂肪少、能量低，而且含有大量的B族维生素、维生素E、硒和铁等，可以经常食用。

（2）添加中等量油、盐、糖的蛋糕、饼干、面包等，则建议适当食用。

（3）油、盐、糖含量较高的零食例如油炸或膨化食品、奶油夹心饼干、奶油蛋糕、奶油面包等，则建议限量食用。

2. 薯类零食：包括马铃薯（土豆）、白薯、木薯等，是我国传统膳食的重要组成部分。它们除了提供丰富的碳水化合物、膳食纤维及B族维生素外，还会有较多的矿物质和其他维生素，兼有谷类和蔬菜的双重益处。

（1）低油、低盐、低糖的蒸、煮制红薯和土豆含有丰富的膳食纤维，想吃零食的时候可以少量食用。

（2）添加中等量油、盐、糖的甘薯球、干地瓜干等，则建议适当食用。

（3）油炸薯条、薯片以及蜜饯类的零食因为制作时添加了较多的油、盐或糖，不仅其中含有的维生素被破坏，会提供很多能量，有些还可能含有毒性物质如丙烯酰胺，建议尽量少吃。

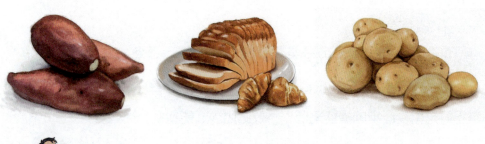

3. **水果蔬菜类零食**：我国儿童青少年每日摄入的水果和蔬菜类食物均没有达到推荐量的要求，如果想吃零食，建议每天食用新鲜果蔬类零食来补充正餐的不足。

（1）新鲜的水果蔬菜类零食如黄瓜、西红柿、苹果、橘子、草莓、香蕉等，含有丰富的维生素C、B族维生素、钾、镁、钙和膳食纤维等有益于健康的营养成分。

（2）紫菜片，海苔片，不加糖、盐、油的果蔬干如葡萄干、香蕉干、胡萝卜干等，可以适当食用。

（3）糖水水果罐头、果脯、蜜饯等零食含有较多糖分，且制作过程中破坏了营养素，一定要限量食用。

4. **奶及奶制品零食**：历次全国营养调查结果显示，儿童往往有钙供给不足的情况出现。奶类是含钙最丰富的天然食物，同时还有丰富的优质蛋白质和核黄素等重要营养素。

（1）纯牛奶、酸奶等可作为正餐的重要补充，是优质的奶类零食，鼓励

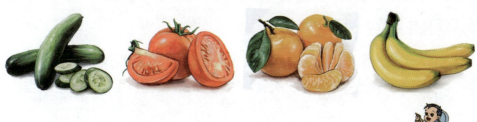

经常食用。

　　（2）各种优质奶酪可以补充钙质，有利于儿童生长，可以适当食用。

　　（3）那些含乳量极少、营养价值不高的各种乳酸饮料根本不属于奶类食品，应尽量少饮用。

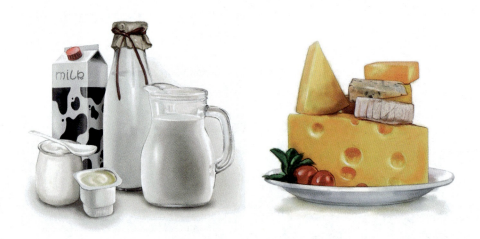

　　5. 豆及豆制品零食：常见的有豆浆、烤豆、豆干等。这类食物可提供优良的植物性蛋白质，含有丰富的钙、磷、铁、锌及B族维生素，能够促进身体健康，增强记忆力。

　　（1）大豆、黑豆、蚕豆等豆类经过低油、低盐、低糖制作，例如烘烤、榨汁后，可作为零食经常食用。

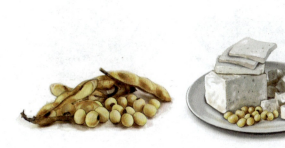
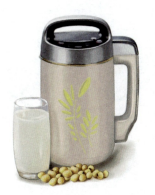

（2）添加油、盐、糖制作的豆腐卷、怪味蚕豆、卤豆干等零食，需要适当食用。

6. 肉类、海产品、蛋类零食：能提供人体所需要的蛋白质、脂肪、无机盐和维生素，味道好，饱腹作用强。

（1）低油、低盐、低糖制作的水煮蛋、水煮虾等，可作为零食经常食用。

（2）添加中等量油、盐、糖的牛肉片、松花蛋、火腿肠、酱鸭翅、肉脯或肉干、卤蛋、鱼片、海苔片等，需适当食用。

（3）炸鸡块、炸鸡翅等含油、盐、糖较多，可增加能量和脂肪的摄入量，要限制食用量。

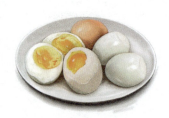
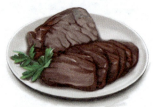
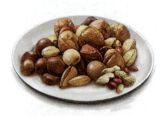

7.坚果类零食：包括核桃、瓜子、花生、腰果、松子、杏仁、榛子等，富含优质的植物性蛋白质，钾、镁、磷、钙、铁、锌等矿物质，也是维生素E、维生素B_1、维生素B_2、烟酸、叶酸及膳食纤维的良好来源，是营养价值较高的零食。

（1）低油、低盐、低糖制作的坚果可经常食用，为了避免能量摄入过多，每天不宜超过30g，相当于1~2个带皮的核桃或等量坚果。

（2）经过油煎炒、盐和糖加工处理过的坚果，其营养价值会有很大损失，建议适当食用。

8.饮料类零食：常见的有碳酸饮料、果蔬汁饮料、含乳饮料、植物蛋白饮料、茶饮料等。

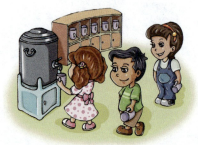

（1）不添加糖的100%水果汁、

100%蔬菜汁、100%水果蔬菜混合汁均可以经常饮用，但不要影响正常饮水和正餐量。

（2）含糖少或含有奶成分，以及含果汁、蔬菜汁或果蔬混合汁达到30%以上的饮料可以适当饮用。

（3）含糖高、颜色鲜艳，或者果蔬汁含量很低的汽水或饮料要限量饮用。

除了一些鲜榨的100%纯水果汁、蔬菜汁外，大多数饮料都含有较多的糖，可提供较高的能量，而且过量饮用会增加患龋齿、肥胖等疾病的危险性。特别是对于儿童、青少年，长期大量饮用含糖饮料会影响正餐的摄入，阻碍营养素的吸收，进而影响其生长发育，甚至导致疾病的发生。

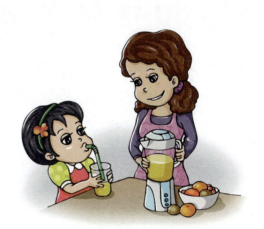

因此，提倡少喝含糖饮料，最好能养成喝白开水的习惯，或适当饮用纯果汁替代。

g.糖果类零食：包括各种糖果和巧克力。

（1）纯巧克力尤其是黑巧克力有助于预防心血管疾病，可少量食用。

（2）各种糖果含糖量很高，给孩子食用时，如果不注意口腔卫生，会引起龋齿，建议尽量少吃。

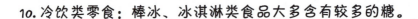

10. 冷饮类零食：棒冰、冰淇淋类食品大多含有较多的糖。

（1）含糖少、以鲜奶和水果为主的鲜奶冰淇淋、水果冰淇淋等可适当食用。

（2）含糖、人造奶油、色素等较多的雪糕、奶油冰淇淋等不建议经常食用。

三、3~5岁和6~12岁儿童的零食消费指南

1. 3~5岁的儿童如何正确选择和消费零食？

3~5岁学龄前期是培养良好饮食行为和生活方式的重要时期，正确选择和消费零食的原则是：

（1）零食应是合理膳食的组成部分，不要仅从口味和喜好选择零食；

（2）选择新鲜、易消化的零食，多选奶类、水果蔬菜类的食物；

（3）吃零食不要离正餐太近，不应影响正餐的食量，睡觉前半小时避免吃零食；

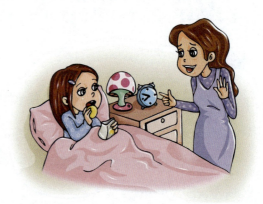

（4）少吃油炸、含糖过多、过咸的零食；

（5）多喝白开水，少喝含糖饮料；

（6）吃零食前要洗手，吃完零食要漱口；

（7）注意零食的食用安全，避免豆类、坚果类等零食呛入气管。

2.6～12岁的儿童如何正确选择和消费零食？

6～12岁的儿童体格与智力发育快速，正确选择和消费零食的原则是：

（1）零食应是合理膳食的组成部分，不要仅从口味和喜好选择零食；

（2）选择新鲜、易消化的零食，多选奶类、水果蔬菜类和坚果类的食物；

（3）学习、了解不同零食的营养特点，不要盲目跟随广告选择零食；

（4）吃零食的时间不要离正餐太近，每天吃零食一般不超过3次；

（5）每次吃零食应适量，避免在玩耍时吃零食；

（6）少吃油炸、含糖过多、过咸的零食；

（7）养成多喝白开水的习惯，少喝含糖饮料；

（8）注意饮食卫生及口腔清洁，少吃街头食品。

四、认识"零食指南扇面图"

零食指南扇面图上共有十个扇形区域，分别代表十类可以作为零食的食物。根据每一类零食的营养特点和制作方式，用颜色来表示三个推荐级别：绿色代表"可经常食用"，黄色代表"适当食用"，橙色代表"限量食用"。

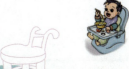

"可经常食用"的零食：营养含量丰富，同时多为低油、低盐和低糖的食品及饮料。这些食物既可提供一定的能量、膳食纤维、钙、铁、锌、维生素C、维生素E、维生素A等人体必需的营养素，又避免人体摄取过量的油、糖和盐，属于有益健康的零食。

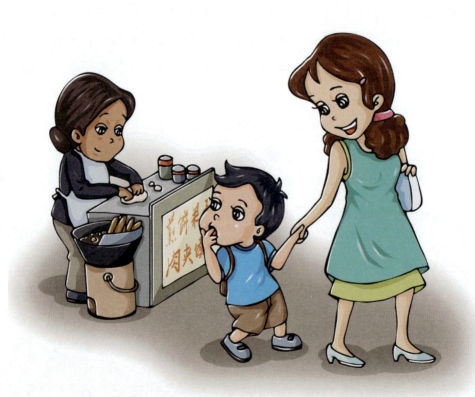

　　"适当食用"的零食：营养含量相对丰富，却含有或添加中等量油、糖、盐等的食品和饮料。

　　"限量食用"的零食：从营养学角度，含有或添加较多量油、糖、盐的食品和饮料，提供能量较多，但几乎不含其他营养素。经常食用这样的零食会增加超重与肥胖、高血压以及其他慢性病的风险。此处为限量食用，并非禁止食用。

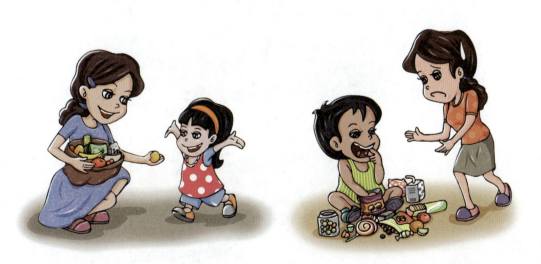

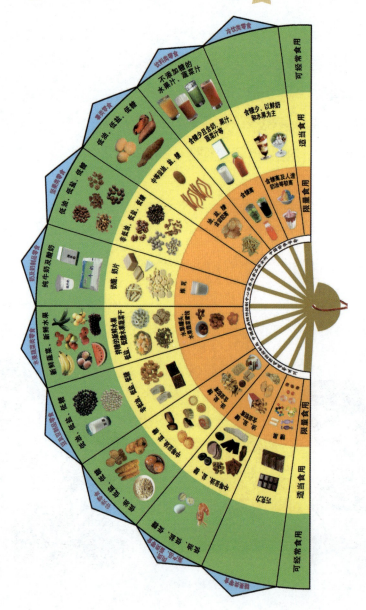

第五篇　定期监测儿童的体格发育

0～5岁儿童体重和身高评价标准（世界卫生组织2006年推荐）使用说明：

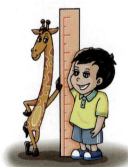

● 对不足3岁的儿童，测量卧位身长；对3岁及以上儿童，测量立位站高。

● 本标准中0～2岁、2岁1个月至5岁、5岁1个月至5岁11个月的参考值分别取自不同的人群，因此，在衔接处部分参考值有波动。世界卫生组织2006年公布的此标准中只包含120.0cm及以下身高别体重参考值。

一、年龄别体重参考值的使用和判断

1. 正常范围："中位数－2SD"～"中位数+1SD"。

2. 低体重："中位数－3SD"～"中位数－2SD"。

3. 严重低体重：小于"中位数－3SD"。

4. 若年龄别体重值落在大于"中位数+1SD"这个范围内，请采用身高（长）别体重参考值进行评价。

二、年龄别身高（长）参考值的使用和判断

1. 正常范围："中位数−2SD"～"中位数+3SD"。

2. 生长迟缓："中位数−3SD"～"中位数−2SD"。

3. 严重生长迟缓：小于"中位数−3SD"。

三、身高（长）别体重参考值的使用和判断

1. 肥胖：大于"中位数+3SD"。

2. 超重："中位数+2SD"～"中位数+3SD"。

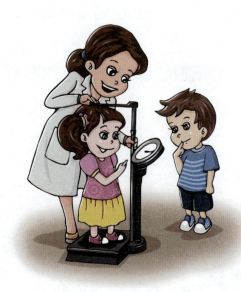

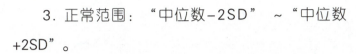

3. 正常范围："中位数−2SD"～"中位数+2SD"。

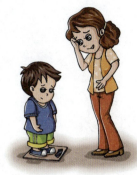

4. 消瘦："中位数−3SD"～"中位数−2SD"。

5. 严重消瘦：小于"中位数～3SD"。

（注：应根据不同测量方法得到卧位身长或立体身高）

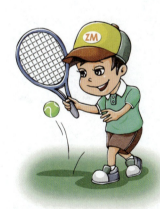

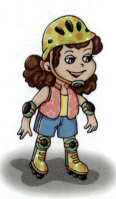

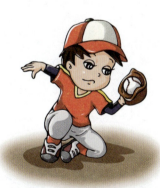

附录　儿童体格发育参考值

表1　0～5岁男童年龄别体重、身长（高）参考值

年龄		体重（kg）							身长/身高（cm）						
岁	月	-3SD	-2SD	-1SD	中位数	+1SD	+2SD	+3SD	-3SD	-2SD	-1SD	中位数	+1SD	+2SD	+3SD
0	0	2.1	2.5	2.9	3.3	3.9	4.4	5.0	44.2	46.1	48.0	49.9	51.8	53.7	55.6
	1	2.9	3.4	3.9	4.5	5.1	5.8	6.6	48.9	50.8	52.8	54.7	56.7	58.6	60.6
	2	3.8	4.3	4.9	5.6	6.3	7.1	8.0	52.4	54.4	56.4	58.4	60.4	62.4	64.4
	3	4.4	5.0	5.7	6.4	7.2	8.0	9.0	55.3	57.3	59.4	61.4	63.5	65.5	67.6
	4	4.9	5.6	6.2	7.0	7.8	8.7	9.7	57.6	59.7	61.8	63.9	66.0	68.0	70.1
	5	5.3	6.0	6.7	7.5	8.4	9.3	10.4	59.6	61.7	63.8	65.9	68.0	70.1	72.2
0	6	5.7	6.4	7.1	7.9	8.8	9.8	10.9	61.2	63.3	65.5	67.6	69.8	71.9	74.0
	7	5.9	6.7	7.4	8.3	9.2	10.3	11.4	62.7	64.8	67.0	69.2	71.3	73.5	75.7
	8	6.2	6.9	7.7	8.6	9.6	10.7	11.9	64.0	66.2	68.4	70.6	72.8	75.0	77.2
	9	6.4	7.1	8.0	8.9	9.9	11.0	12.3	65.2	67.5	69.7	72.0	74.2	76.5	78.7
	10	6.6	7.4	8.2	9.2	10.2	11.4	12.7	66.4	68.7	71.0	73.3	75.6	77.9	80.1
	11	6.8	7.6	8.4	9.4	10.5	11.7	13.0	67.6	69.9	72.2	74.5	76.9	79.2	81.5
1	0	6.9	7.7	8.6	9.6	10.8	12.0	13.3	68.6	71.0	73.4	75.7	78.1	80.5	82.9
	1	7.1	7.9	8.8	9.9	11.0	12.3	13.7	69.6	72.1	74.5	76.9	79.3	81.8	84.2
	2	7.2	8.1	9.0	10.1	11.3	12.6	14.0	70.6	73.1	75.6	78.0	80.5	83.0	85.5
	3	7.4	8.3	9.2	10.3	11.5	12.8	14.3	71.6	74.1	76.6	79.1	81.7	84.2	86.7
	4	7.5	8.4	9.4	10.5	11.7	13.1	14.6	72.5	75.0	77.6	80.2	82.8	85.4	88.0
	5	7.7	8.6	9.6	10.7	12.0	13.4	14.9	73.3	76.0	78.6	81.2	83.9	86.5	89.2
1	6	7.8	8.8	9.8	10.9	12.2	13.7	15.3	74.2	76.9	79.6	82.3	85.0	87.7	90.4
	7	8.0	8.9	10.0	11.1	12.5	13.9	15.6	75.0	77.7	80.5	83.2	86.0	88.8	91.5
	8	8.1	9.1	10.1	11.3	12.7	14.2	15.9	75.8	78.6	81.4	84.2	87.0	89.8	92.6
	9	8.2	9.2	10.3	11.5	12.9	14.5	16.2	76.5	79.4	82.3	85.1	88.0	90.9	93.8
	10	8.4	9.4	10.5	11.8	13.2	14.7	16.5	77.2	80.2	83.1	86.0	89.0	91.9	94.9
	11	8.5	9.5	10.7	12.0	13.4	15.0	16.8	78.0	81.0	83.9	86.9	89.9	92.9	95.9

续表

年龄 岁	月	体重（kg）							身长/身高（cm）						
		-3SD	-2SD	-1SD	中位数	+1SD	+2SD	+3SD	-3SD	-2SD	-1SD	中位数	+1SD	+2SD	+3SD
2	0	8.6	9.7	10.8	12.2	13.6	15.3	17.1	78.7	81.7	84.8	87.8	90.9	93.9	97.0
	1	8.8	9.8	11.0	12.4	13.9	15.5	17.5	78.6	81.7	84.9	88.0	91.1	94.2	97.3
	2	8.9	10.0	11.2	12.5	14.1	15.8	17.8	79.3	82.5	85.6	88.8	92.0	95.2	98.3
	3	9.0	10.1	11.3	12.7	14.3	16.1	18.1	79.9	83.1	86.4	89.6	92.9	96.1	99.3
	4	9.1	10.2	11.5	12.9	14.5	16.3	18.4	80.5	83.8	87.1	90.4	93.7	97.0	100.3
	5	9.2	10.4	11.7	13.1	14.8	16.6	18.7	81.1	84.5	87.8	91.2	94.5	97.9	101.2
2	6	9.4	10.5	11.8	13.3	15.0	16.9	19.0	81.7	85.1	88.5	91.9	95.3	98.7	102.1
	7	9.5	10.7	12.0	13.5	15.2	17.1	19.3	82.3	85.7	89.2	92.7	96.1	99.6	103.0
	8	9.6	10.8	12.1	13.7	15.4	17.4	19.6	82.8	86.4	89.9	93.4	96.9	100.4	103.9
	9	9.7	10.9	12.3	13.8	15.6	17.6	19.9	83.4	86.9	90.5	94.1	97.6	101.2	104.8
	10	9.8	11.0	12.4	14.0	15.8	17.8	20.2	83.9	87.5	91.1	94.8	98.4	102.0	105.6
	11	9.9	11.2	12.6	14.2	16.0	18.1	20.4	84.4	88.1	91.8	95.4	99.1	102.7	106.4
3	0	10.0	11.3	12.7	14.3	16.2	18.3	20.7	85.0	88.7	92.4	96.1	99.8	103.5	107.2
	1	10.1	11.4	12.9	14.5	16.4	18.6	21.0	85.5	89.2	93.0	96.7	100.5	104.2	108.0
	2	10.2	11.5	13.0	14.7	16.6	18.8	21.3	86.0	89.8	93.6	97.4	101.2	105.0	108.8
	3	10.3	11.6	13.1	14.8	16.8	19.0	21.6	86.5	90.3	94.2	98.0	101.8	105.7	109.5
	4	10.4	11.8	13.3	15.0	17.0	19.3	21.9	87.0	90.9	94.7	98.6	102.5	106.4	110.3
	5	10.5	11.9	13.4	15.2	17.2	19.5	22.1	87.5	91.4	95.3	99.2	103.2	107.1	111.0
3	6	10.6	12.0	13.6	15.3	17.4	19.7	22.4	88.0	91.9	95.9	99.9	103.8	107.8	111.7
	7	10.7	12.1	13.7	15.5	17.6	20.0	22.7	88.4	92.4	96.4	100.4	104.5	108.5	112.5
	8	10.8	12.2	13.8	15.7	17.8	20.2	23.0	88.9	93.0	97.0	101.0	105.1	109.1	113.2
	9	10.9	12.4	14.0	15.8	18.0	20.5	23.3	89.4	93.5	97.5	101.6	105.7	109.8	113.9
	10	11.0	12.5	14.1	16.0	18.2	20.7	23.6	89.8	94.0	98.1	102.2	106.3	110.4	114.6
	11	11.1	12.6	14.3	16.2	18.4	20.9	23.9	90.3	94.4	98.6	102.8	106.9	111.1	115.2

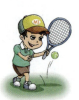

儿童营养与健康宝典（彩图读本）

年龄		体重（kg）							身长/身高（cm）						
岁	月	-3SD	-2SD	-1SD	中位数	+1SD	+2SD	+3SD	-3SD	-2SD	-1SD	中位数	+1SD	+2SD	+3SD
4	0	11.2	12.7	14.4	16.3	18.6	21.2	24.2	90.7	94.9	99.1	103.3	107.5	111.7	115.9
	1	11.3	12.8	14.5	16.5	18.8	21.4	24.5	91.2	95.4	99.7	103.9	108.1	112.4	116.6
	2	11.4	12.9	14.7	16.7	19.0	21.7	24.8	91.6	95.9	100.2	104.4	108.7	113.0	117.3
	3	11.5	13.1	14.8	16.8	19.2	21.9	25.1	92.1	96.4	100.7	105.0	109.3	113.6	117.9
	4	11.6	13.2	15.0	17.0	19.4	22.2	25.4	92.5	96.9	101.2	105.6	109.9	114.2	118.6
	5	11.7	13.3	15.1	17.2	19.6	22.4	25.7	93.0	97.4	101.7	106.1	110.5	114.9	119.2
4	6	11.8	13.4	15.2	17.3	19.8	22.7	26.0	93.4	97.8	102.3	106.7	111.1	115.5	119.9
	7	11.9	13.5	15.4	17.5	20.0	22.9	26.3	93.9	98.3	102.8	107.2	111.7	116.1	120.6
	8	12.0	13.6	15.5	17.7	20.2	23.2	26.6	94.3	98.8	103.3	107.8	112.3	116.7	121.2
	9	12.1	13.7	15.6	17.8	20.4	23.4	26.9	94.7	99.3	103.8	108.3	112.8	117.4	121.9
	10	12.2	13.8	15.8	18.0	20.6	23.7	27.2	95.2	99.7	104.3	108.9	113.4	118.0	122.6
	11	12.3	14.0	15.9	18.2	20.8	23.9	27.6	95.6	100.2	104.8	109.4	114.0	118.6	123.2
5	0	12.4	14.1	16.0	18.3	21.0	24.2	27.9	96.1	100.7	105.3	110.0	114.6	119.2	123.9
	1	12.7	14.4	16.3	18.5	21.1	24.2	27.8	96.5	101.1	105.7	110.3	114.9	119.4	124.0
	2	12.8	14.5	16.4	18.7	21.3	24.4	28.1	96.9	101.6	106.2	110.8	115.4	120.0	124.7
	3	13.0	14.6	16.6	18.9	21.5	24.7	28.4	97.4	102.0	106.6	111.3	116.0	120.6	125.3
	4	13.1	14.8	16.7	19.0	21.7	24.9	28.8	97.8	102.5	107.2	111.9	116.5	121.2	125.9
	5	13.2	14.9	16.9	19.2	22.0	25.2	29.1	98.2	103.0	107.7	112.4	117.1	121.8	126.5
5	6	13.3	15.0	17.0	19.4	22.2	25.5	29.4	98.7	103.4	108.2	112.9	117.7	122.4	127.1
	7	13.4	15.2	17.2	19.6	22.4	25.7	29.8	99.1	103.9	108.7	113.4	118.2	123.0	127.8
	8	13.6	15.3	17.4	19.8	22.6	26.0	30.1	99.5	104.3	109.1	113.9	118.7	123.6	128.4
	9	13.7	15.4	17.5	19.9	22.8	26.3	30.4	99.9	104.8	109.6	114.5	119.3	124.1	129.0
	10	13.8	15.6	17.7	20.1	23.1	26.6	30.8	100.4	105.2	110.1	115.0	119.8	124.7	129.6
	11	13.9	15.7	17.8	20.3	23.3	26.8	31.2	100.8	105.7	110.6	115.5	120.4	125.2	130.1

表2　0~5岁女童年龄别体重、身长（高）参考值

年 岁	龄 月	体重（kg）							身长/身高（cm）						
		−3SD	−2SD	−1SD	中位数	+1SD	+2SD	+3SD	−3SD	−2SD	−1SD	中位数	+1SD	+2SD	+3SD
0	0	2.0	2.4	2.8	3.2	3.7	4.2	4.8	43.6	45.4	47.3	49.1	51.0	52.9	54.7
	1	2.7	3.2	3.6	4.2	4.8	5.5	6.2	47.8	49.8	51.7	53.7	55.6	57.6	59.5
	2	3.4	3.9	4.5	5.1	5.8	6.6	7.5	51.0	53.0	55.0	57.1	59.1	61.1	63.2
	3	4.0	4.5	5.2	5.8	6.6	7.5	8.5	53.5	55.6	57.7	59.8	61.9	64.0	66.1
	4	4.4	5.0	5.7	6.4	7.3	8.2	9.3	55.6	57.8	59.9	62.1	64.3	66.4	68.6
	5	4.8	5.4	6.1	6.9	7.8	8.8	10.0	57.4	59.6	61.8	64.0	66.2	68.5	70.7
0	6	5.1	5.7	6.5	7.3	8.2	9.3	10.6	58.9	61.2	63.5	65.7	68.0	70.3	72.5
	7	5.3	6.0	6.8	7.6	8.6	9.8	11.1	60.3	62.7	65.0	67.3	69.6	71.9	74.2
	8	5.6	6.3	7.0	7.9	9.0	10.2	11.6	61.7	64.0	66.4	68.7	71.1	73.5	75.8
	9	5.8	6.5	7.3	8.2	9.3	10.5	12.0	62.9	65.3	67.7	70.1	72.6	75.0	77.4
	10	5.9	6.7	7.5	8.5	9.6	10.9	12.4	64.1	66.5	69.0	71.5	73.9	76.4	78.9
	11	6.1	6.9	7.7	8.7	9.9	11.2	12.8	65.2	67.7	70.3	72.8	75.3	77.8	80.3
1	0	6.3	7.0	7.9	8.9	10.1	11.5	13.1	66.3	68.9	71.4	74.0	76.6	79.2	81.7
	1	6.4	7.2	8.1	9.2	10.4	11.8	13.5	67.3	70.0	72.6	75.2	77.8	80.5	83.1
	2	6.6	7.4	8.3	9.4	10.6	12.1	13.8	68.3	71.0	73.7	76.4	79.1	81.7	84.4
	3	6.7	7.6	8.5	9.6	10.9	12.4	14.1	69.3	72.0	74.8	77.5	80.2	83.0	85.7
	4	6.9	7.7	8.7	9.8	11.1	12.6	14.5	70.2	73.0	75.8	78.6	81.4	84.2	87.0
	5	7.0	7.9	8.9	10.0	11.4	12.9	14.8	71.1	74.0	76.8	79.7	82.5	85.4	88.2
1	6	7.2	8.1	9.1	10.2	11.6	13.2	15.1	72.0	74.9	77.8	80.7	83.6	86.5	89.4
	7	7.3	8.2	9.2	10.4	11.8	13.5	15.4	72.8	75.8	78.8	81.7	84.7	87.6	90.6
	8	7.5	8.4	9.4	10.6	12.1	13.7	15.7	73.7	76.7	79.7	82.7	85.7	88.7	91.7
	9	7.6	8.6	9.6	10.9	12.3	14.0	16.0	74.5	77.5	80.6	83.7	86.7	89.8	92.9
	10	7.8	8.7	9.8	11.1	12.5	14.3	16.4	75.2	78.4	81.5	84.6	87.7	90.8	94.0
	11	7.9	8.9	10.0	11.3	12.8	14.6	16.7	76.0	79.2	82.3	85.5	88.7	91.9	95.0

| 年龄 | | 体重（kg） | | | | | | | 身长/身高（cm） | | | | | | |
岁	月	-3SD	-2SD	-1SD	中位数	+1SD	+2SD	+3SD	-3SD	-2SD	-1SD	中位数	+1SD	+2SD	+3SD
2	0	8.1	9.0	10.2	11.5	13.0	14.8	17.0	76.7	80.0	83.2	86.4	89.6	92.9	96.1
	1	8.2	9.2	10.3	11.7	13.3	15.1	17.3	76.8	80.0	83.3	86.6	89.9	93.1	96.4
	2	8.4	9.4	10.5	11.9	13.5	15.4	17.7	77.5	80.8	84.1	87.4	90.8	94.1	97.4
	3	8.5	9.5	10.7	12.1	13.7	15.7	18.0	78.1	81.5	84.9	88.3	91.7	95.0	98.4
	4	8.6	9.7	10.9	12.3	14.0	16.0	18.3	78.8	82.2	85.7	89.1	92.5	96.0	99.4
	5	8.8	9.8	11.1	12.5	14.2	16.2	18.7	79.5	82.9	86.4	89.9	93.4	96.9	100.3
2	6	8.9	10.0	11.2	12.7	14.4	16.5	19.0	80.1	83.6	87.1	90.7	94.2	97.7	101.3
	7	9.0	10.1	11.4	12.9	14.7	16.8	19.3	80.7	84.3	87.9	91.4	95.0	98.6	102.2
	8	9.1	10.3	11.6	13.1	14.9	17.1	19.6	81.3	84.9	88.6	92.2	95.8	99.4	103.1
	9	9.3	10.4	11.7	13.3	15.1	17.3	20.0	81.9	85.6	89.3	92.9	96.6	100.3	103.9
	10	9.4	10.5	11.9	13.5	15.4	17.6	20.3	82.5	86.2	89.9	93.6	97.4	101.1	104.8
	11	9.5	10.7	12.0	13.7	15.6	17.9	20.6	83.1	86.8	90.6	94.4	98.1	101.9	105.6
3	0	9.6	10.8	12.2	13.9	15.8	18.1	20.9	83.6	87.4	91.2	95.1	98.9	102.7	106.5
	1	9.7	10.9	12.4	14.0	16.0	18.4	21.3	84.2	88.0	91.9	95.7	99.6	103.4	107.3
	2	9.8	11.1	12.5	14.2	16.3	18.7	21.6	84.7	88.6	92.5	96.4	100.3	104.2	108.1
	3	9.9	11.3	12.7	14.4	16.5	19.0	22.0	85.3	89.2	93.1	97.1	101.0	105.0	108.9
	4	10.1	11.4	12.8	14.6	16.7	19.2	22.3	85.8	89.8	93.8	97.7	101.7	105.7	109.7
	5	10.2	11.5	13.0	14.8	16.9	19.5	22.7	86.3	90.4	94.4	98.4	102.4	106.4	110.5
3	6	10.3	11.6	13.1	15.0	17.2	19.8	23.0	86.8	90.9	95.0	99.0	103.1	107.2	111.2
	7	10.4	11.7	13.3	15.2	17.4	20.1	23.4	87.4	91.5	95.6	99.7	103.8	107.9	112.0
	8	10.5	11.8	13.4	15.3	17.6	20.4	23.7	87.9	92.0	96.2	100.3	104.5	108.6	112.7
	9	10.6	12.0	13.6	15.5	17.8	20.7	24.1	88.4	92.5	96.7	100.9	105.1	109.3	113.5
	10	10.7	12.1	13.7	15.7	18.1	20.9	24.5	88.9	93.1	97.3	101.5	105.8	110.0	114.2
	11	10.8	12.2	13.9	15.9	18.3	21.2	24.8	89.3	93.6	97.9	102.1	106.4	110.7	114.9

续表

年龄		体重（kg）							身长/身高（cm）						
岁	月	-3SD	-2SD	-1SD	中位数	+1SD	+2SD	+3SD	-3SD	-2SD	-1SD	中位数	+1SD	+2SD	+3SD
4	0	10.9	12.3	14.0	16.1	18.5	21.5	25.2	89.8	94.1	98.4	102.7	107.0	111.3	115.7
	1	11.0	12.4	14.2	16.3	18.8	21.8	25.5	90.3	94.6	99.0	103.3	107.7	112.0	116.4
	2	11.1	12.6	14.3	16.4	19.0	22.1	25.9	90.7	95.1	99.5	103.9	108.3	112.7	117.1
	3	11.2	12.7	14.5	16.6	19.2	22.4	26.3	91.2	95.6	100.1	104.5	108.9	113.3	117.7
	4	11.3	12.8	14.6	16.8	19.4	22.6	26.6	91.7	96.1	100.6	105.0	109.5	114.0	118.4
	5	11.4	12.9	14.8	17.0	19.7	22.9	27.0	92.1	96.6	101.1	105.6	110.1	114.6	119.1
4	6	11.5	13.0	14.9	17.2	19.9	23.2	27.4	92.6	97.1	101.6	106.2	110.7	115.2	119.8
	7	11.6	13.2	15.1	17.3	20.1	23.5	27.7	93.0	97.6	102.2	106.7	111.3	115.9	120.4
	8	11.7	13.3	15.2	17.5	20.3	23.8	28.1	93.4	98.1	102.7	107.3	111.9	116.5	121.1
	9	11.8	13.4	15.3	17.7	20.6	24.1	28.5	93.9	98.5	103.2	107.8	112.5	117.1	121.8
	10	11.9	13.5	15.5	17.9	20.8	24.4	28.8	94.3	99.0	103.7	108.4	113.0	117.7	122.4
	11	12.0	13.6	15.6	18.0	21.0	24.6	29.2	94.7	99.5	104.2	108.9	113.6	118.3	123.1
5	0	12.1	13.7	15.8	18.2	21.2	24.9	29.5	95.2	99.9	104.7	109.4	114.2	118.9	123.7
	1	12.4	14.0	15.9	18.3	21.2	24.8	29.5	95.3	100.1	104.8	109.6	114.4	119.1	123.9
	2	12.5	14.1	16.0	18.4	21.4	25.1	29.8	95.7	100.5	105.3	110.1	114.9	119.7	124.5
	3	12.6	14.2	16.2	18.6	21.6	25.4	30.2	96.1	101.0	105.8	110.6	115.5	120.3	125.2
	4	12.7	14.3	16.3	18.8	21.8	25.6	30.5	96.5	101.4	106.3	111.2	116.0	120.9	125.8
	5	12.8	14.4	16.5	19.0	22.0	25.9	30.9	97.0	101.9	106.8	111.7	116.6	121.5	126.4
5	6	12.9	14.6	16.6	19.1	22.2	26.2	31.3	97.4	102.3	107.2	112.2	117.1	122.0	127.0
	7	13.0	14.7	16.8	19.3	22.5	26.5	31.6	97.8	102.7	107.7	112.7	117.6	122.6	127.6
	8	13.1	14.8	16.9	19.5	22.7	26.7	32.0	98.2	103.2	108.2	113.2	118.2	123.2	128.2
	9	13.2	14.9	17.0	19.6	22.9	27.0	32.3	98.6	103.6	108.6	113.7	118.7	123.7	128.8
	10	13.3	15.0	17.2	19.8	23.1	27.3	32.7	99.0	104.0	109.1	114.2	119.2	124.3	129.3
	11	13.4	15.2	17.3	20.0	23.3	27.6	33.1	99.4	104.5	109.6	114.6	119.7	124.8	129.9

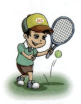

表3 男童（卧位）身长别体重参考值（kg）

身长(cm)	-3SD	-2SD	-1SD	中位数	+1SD	+2SD	+3SD
45.0	1.9	2.0	2.2	2.4	2.7	3.0	3.3
45.5	1.9	2.1	2.3	2.5	2.8	3.1	3.4
46.0	2.0	2.2	2.4	2.6	2.9	3.1	3.5
46.5	2.1	2.3	2.5	2.7	3.0	3.2	3.6
47.0	2.1	2.3	2.5	2.8	3.0	3.3	3.7
47.5	2.2	2.4	2.6	2.9	3.1	3.4	3.8
48.0	2.3	2.5	2.7	2.9	3.2	3.6	3.9
48.5	2.3	2.6	2.8	3.0	3.3	3.7	4.0
49.0	2.4	2.6	2.9	3.1	3.4	3.8	4.2
49.5	2.5	2.7	3.0	3.2	3.5	3.9	4.3
50.0	2.6	2.8	3.0	3.3	3.6	4.0	4.4
50.5	2.7	2.9	3.1	3.4	3.8	4.1	4.5
51.0	2.7	3.0	3.2	3.5	3.9	4.2	4.7
51.5	2.8	3.1	3.3	3.6	4.0	4.4	4.8
52.0	2.9	3.2	3.5	3.8	4.1	4.5	5.0
52.5	3.0	3.3	3.6	3.9	4.2	4.6	5.1
53.0	3.1	3.4	3.7	4.0	4.4	4.8	5.3
53.5	3.2	3.5	3.8	4.1	4.5	4.9	5.4
54.0	3.3	3.6	3.9	4.3	4.7	5.1	5.6
54.5	3.4	3.7	4.0	4.4	4.8	5.3	5.8
55.0	3.6	3.8	4.2	4.5	5.0	5.4	6.0
55.5	3.7	4.0	4.3	4.7	5.1	5.6	6.1
56.0	3.8	4.1	4.4	4.8	5.3	5.8	6.3
56.5	3.9	4.2	4.6	5.0	5.4	5.9	6.5
57.0	4.0	4.3	4.7	5.1	5.6	6.1	6.7
57.5	4.1	4.5	4.9	5.3	5.7	6.3	6.9
58.0	4.3	4.6	5.0	5.4	5.9	6.4	7.1
58.5	4.4	4.7	5.1	5.6	6.1	6.6	7.2

身长(cm)	-3SD	-2SD	-1SD	中位数	+1SD	+2SD	+3SD
59.0	4.5	4.8	5.3	5.7	6.2	6.8	7.4
59.5	4.6	5.0	5.4	5.9	6.4	7.0	7.6
60.0	4.7	5.1	5.5	6.0	6.5	7.1	7.8
60.5	4.8	5.2	5.6	6.1	6.7	7.3	8.0
61.0	4.9	5.3	5.8	6.3	6.8	7.4	8.1
61.5	5.0	5.4	5.9	6.4	7.0	7.6	8.3
62.0	5.1	5.6	6.0	6.5	7.1	7.7	8.5
62.5	5.2	5.7	6.1	6.7	7.2	7.9	8.6
63.0	5.3	5.8	6.2	6.8	7.4	8.0	8.8
63.5	5.4	5.9	6.4	6.9	7.5	8.2	8.9
64.0	5.5	6.0	6.5	7.0	7.6	8.3	9.1
64.5	5.6	6.1	6.6	7.1	7.8	8.5	9.3
65.0	5.7	6.2	6.7	7.3	7.9	8.6	9.4
65.5	5.8	6.3	6.8	7.4	8.0	8.7	9.6
66.0	5.9	6.4	6.9	7.5	8.2	8.9	9.7
66.5	6.0	6.5	7.0	7.6	8.3	9.0	9.9
67.0	6.1	6.6	7.1	7.7	8.4	9.2	10.0
67.5	6.2	6.7	7.2	7.9	8.5	9.3	10.2
68.0	6.3	6.8	7.3	8.0	8.7	9.4	10.3
68.5	6.4	6.9	7.5	8.1	8.8	9.6	10.5
69.0	6.5	7.0	7.6	8.2	8.9	9.7	10.6
69.5	6.6	7.1	7.7	8.3	9.0	9.8	10.8
70.0	6.6	7.2	7.8	8.4	9.2	10.0	10.9
70.5	6.7	7.3	7.9	8.5	9.3	10.1	11.1
71.0	6.8	7.4	8.0	8.6	9.4	10.2	11.2
71.5	6.9	7.5	8.1	8.8	9.5	10.4	11.3
72.0	7.0	7.6	8.2	8.9	9.6	10.5	11.5

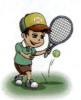

身长(cm)	-3SD	-2SD	-1SD	中位数	+1SD	+2SD	+3SD
72.5	7.1	7.6	8.3	9.0	9.8	10.6	11.6
73.0	7.2	7.7	8.4	9.1	9.9	10.8	11.8
73.5	7.2	7.8	8.5	9.2	10.0	10.9	11.9
74.0	7.3	7.9	8.6	9.3	10.1	11.0	12.1
74.5	7.4	8.0	8.7	9.4	10.2	11.2	12.2
75.0	7.5	8.1	8.8	9.5	10.3	11.3	12.3
75.5	7.6	8.2	8.8	9.6	10.4	11.4	12.5
76.0	7.6	8.3	8.9	9.7	10.6	11.5	12.6
76.5	7.7	8.3	9.0	9.8	10.7	11.6	12.7
77.0	7.8	8.4	9.1	9.9	10.8	11.7	12.8
77.5	7.9	8.5	9.2	10.0	10.9	11.9	13.0
78.0	7.9	8.6	9.3	10.1	11.0	12.0	13.1
78.5	8.0	8.7	9.4	10.2	11.1	12.1	13.2
79.0	8.1	8.7	9.5	10.3	11.2	12.2	13.3
79.5	8.2	8.8	9.5	10.4	11.3	12.3	13.4
80.0	8.2	8.9	9.6	10.4	11.4	12.4	13.6
80.5	8.3	9.0	9.7	10.5	11.5	12.5	13.7
81.0	8.4	9.1	9.8	10.6	11.6	12.6	13.8
81.5	8.5	9.1	9.9	10.7	11.7	12.7	13.9
82.0	8.5	9.2	10.0	10.8	11.8	12.8	14.0
82.5	8.6	9.3	10.1	10.9	11.9	13.0	14.2
83.0	8.7	9.4	10.2	11.0	12.0	13.1	14.3
83.5	8.8	9.5	10.3	11.2	12.1	13.2	14.4
84.0	8.9	9.6	10.4	11.3	12.2	13.3	14.6
84.5	9.0	9.7	10.5	11.4	12.4	13.5	14.7
85.0	9.1	9.8	10.6	11.5	12.5	13.6	14.9
85.5	9.2	9.9	10.7	11.6	12.6	13.7	15.0

身长(cm)	-3SD	-2SD	-1SD	中位数	+1SD	+2SD	+3SD
86.0	9.3	10.0	10.8	11.7	12.8	13.9	15.2
86.5	9.4	10.1	11.0	11.9	12.9	14.0	15.3
87.0	9.5	10.2	11.1	12.0	13.0	14.2	15.5
87.5	9.6	10.4	11.2	12.1	13.2	14.3	15.6
88.0	9.7	10.5	11.3	12.2	13.3	14.5	15.8
88.5	9.8	10.6	11.4	12.4	13.4	14.6	15.9
89.0	9.9	10.7	11.5	12.5	13.5	14.7	16.1
89.5	10.0	10.8	11.6	12.6	13.7	14.9	16.2
90.0	10.1	10.9	11.8	12.7	13.8	15.0	16.4
90.5	10.2	11.0	11.9	12.8	13.9	15.1	16.5
91.0	10.3	11.1	12.0	13.0	14.1	15.3	16.7
91.5	10.4	11.2	12.1	13.1	14.2	15.4	16.8
92.0	10.5	11.3	12.2	13.2	14.3	15.6	17.0
92.5	10.6	11.4	12.3	13.3	14.4	15.7	17.1
93.0	10.7	11.5	12.4	13.4	14.6	15.8	17.3
93.5	10.7	11.6	12.5	13.5	14.7	16.0	17.4
94.0	10.8	11.7	12.6	13.7	14.8	16.1	17.6
94.5	10.9	11.8	12.7	13.8	14.9	16.3	17.7
95.0	11.0	11.9	12.8	13.9	15.1	16.4	17.9
95.5	11.1	12.0	12.9	14.0	15.2	16.5	18.0
96.0	11.2	12.1	13.1	14.1	15.3	16.7	18.2
96.5	11.3	12.2	13.2	14.3	15.5	16.8	18.4
97.0	11.4	12.3	13.3	14.4	15.6	17.0	18.5
97.5	11.5	12.4	13.4	14.5	15.7	17.1	18.7
98.0	11.6	12.5	13.5	14.6	15.9	17.3	18.9
98.5	11.7	12.6	13.6	14.8	16.0	17.5	19.1
99.0	11.8	12.7	13.7	14.9	16.2	17.6	19.2

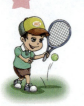

身长(cm)	-3SD	-2SD	-1SD	中位数	+1SD	+2SD	+3SD
99.5	11.9	12.8	13.9	15.0	16.3	17.8	19.4
100.0	12.0	12.9	14.0	15.2	16.5	18.0	19.6
100.5	12.1	13.0	14.1	15.3	16.6	18.1	19.8
101.0	12.2	13.2	14.2	15.4	16.8	18.3	20.0
101.5	12.3	13.3	14.4	15.6	16.9	18.5	20.2
102.0	12.4	13.4	14.5	15.7	17.1	18.7	20.4
102.5	12.5	13.5	14.6	15.9	17.3	18.8	20.6
103.0	12.6	13.6	14.8	16.0	17.4	19.0	20.8
103.5	12.7	13.7	14.9	16.2	17.6	19.2	21.0
104.0	12.8	13.9	15.0	16.3	17.8	19.4	21.2
104.5	12.9	14.0	15.2	16.5	17.9	19.6	21.5
105.0	13.0	14.1	15.3	16.6	18.1	19.8	21.7
105.5	13.2	14.2	15.4	16.8	18.3	20.0	21.9
106.0	13.3	14.4	15.6	16.9	18.5	20.2	22.1
106.5	13.4	14.5	15.7	17.1	18.6	20.4	22.4
107.0	13.5	14.6	15.9	17.3	18.8	20.6	22.6
107.5	13.6	14.7	16.0	17.4	19.0	20.8	22.8
108.0	13.7	14.9	16.2	17.6	19.2	21.0	23.1
108.5	13.8	15.0	16.3	17.8	19.4	21.2	23.3
109.0	14.0	15.1	16.5	17.9	19.6	21.4	23.6
109.5	14.1	15.3	16.6	18.1	19.8	21.7	23.8
110.0	14.2	15.4	16.8	18.3	20.0	21.9	24.1

表4　男童（立位）身高别体重参考值（kg）

身长(cm)	-3SD	-2SD	-1SD	中位数	+1SD	+2SD	+3SD
65.0	5.9	6.3	6.9	7.4	8.1	8.8	9.6
65.5	6.0	6.4	7.0	7.6	8.2	8.9	9.8
66.0	6.1	6.5	7.1	7.7	8.3	9.1	9.9
66.5	6.1	6.6	7.2	7.8	8.5	9.2	10.1
67.0	6.2	6.7	7.3	7.9	8.6	9.4	10.2
67.5	6.3	6.8	7.4	8.0	8.7	9.5	10.4
68.0	6.4	6.9	7.5	8.1	8.8	9.6	10.5
68.5	6.5	7.0	7.6	8.2	9.0	9.8	10.7
69.0	6.6	7.1	7.7	8.4	9.1	9.9	10.8
69.5	6.7	7.2	7.8	8.5	9.2	10.0	11.0
70.0	6.8	7.3	7.9	8.6	9.3	10.2	11.1
70.5	6.9	7.4	8.0	8.7	9.5	10.3	11.3
71.0	6.9	7.5	8.1	8.8	9.6	10.4	11.4
71.5	7.0	7.6	8.2	8.9	9.7	10.6	11.6
72.0	7.1	7.7	8.3	9.0	9.8	10.7	11.7
72.5	7.2	7.8	8.4	9.1	9.9	10.8	11.8
73.0	7.3	7.9	8.5	9.2	10.0	11.0	12.0
73.5	7.4	7.9	8.6	9.3	10.2	11.1	12.1
74.0	7.4	8.0	8.7	9.4	10.3	11.2	12.2
74.5	7.5	8.1	8.8	9.5	10.4	11.3	12.4
75.0	7.6	8.2	8.9	9.6	10.5	11.4	12.5
75.5	7.7	8.3	9.0	9.7	10.6	11.6	12.6
76.0	7.7	8.4	9.1	9.8	10.7	11.7	12.8
76.5	7.8	8.5	9.2	9.9	10.8	11.8	12.9
77.0	7.9	8.5	9.2	10.0	10.9	11.9	13.0
77.5	8.0	8.6	9.3	10.1	11.0	12.0	13.1
78.0	8.0	8.7	9.4	10.2	11.1	12.1	13.3
78.5	8.1	8.8	9.5	10.3	11.2	12.2	13.4
79.0	8.2	8.8	9.6	10.4	11.3	12.3	13.5

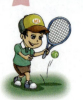

身长(cm)	-3SD	-2SD	-1SD	中位数	+1SD	+2SD	+3SD
79.5	8.3	8.9	9.7	10.5	11.4	12.4	13.6
80.0	8.3	9.0	9.7	10.6	11.5	12.6	13.7
80.5	8.4	9.1	9.8	10.7	11.6	12.7	13.8
81.0	8.5	9.2	9.9	10.8	11.7	12.8	14.0
81.5	8.6	9.3	10.0	10.9	11.8	12.9	14.1
82.0	8.7	9.3	10.1	11.0	11.9	13.0	14.2
82.5	8.7	9.4	10.2	11.1	12.1	13.1	14.4
83.0	8.8	9.5	10.3	11.2	12.2	13.3	14.5
83.5	8.9	9.6	10.4	11.3	12.3	13.4	14.6
84.0	9.0	9.7	10.5	11.4	12.4	13.5	14.8
84.5	9.1	9.9	10.7	11.5	12.5	13.7	14.9
85.0	9.2	10.0	10.8	11.7	12.7	13.8	15.1
85.5	9.3	10.1	10.9	11.8	12.8	13.9	15.2
86.0	9.4	10.2	11.0	11.9	12.9	14.1	15.4
86.5	9.5	10.3	11.1	12.0	13.1	14.2	15.5
87.0	9.6	10.4	11.2	12.2	13.2	14.4	15.7
87.5	9.7	10.5	11.3	12.3	13.3	14.5	15.8
88.0	9.8	10.6	11.5	12.4	13.5	14.7	16.0
88.5	9.9	10.7	11.6	12.5	13.6	14.8	16.1
89.0	10.0	10.8	11.7	12.6	13.7	14.9	16.3
89.5	10.1	10.9	11.8	12.8	13.9	15.1	16.4
90.0	10.2	11.0	11.9	12.9	14.0	15.2	16.6
90.5	10.3	11.1	12.0	13.0	14.1	15.3	16.7
91.0	10.4	11.2	12.1	13.1	14.2	15.5	16.9
91.5	10.5	11.3	12.2	13.2	14.4	15.6	17.0
92.0	10.6	11.4	12.3	13.4	14.5	15.8	17.2
92.5	10.7	11.5	12.4	13.5	14.6	15.9	17.3
93.0	10.8	11.6	12.6	13.6	14.7	16.0	17.5
93.5	10.9	11.7	12.7	13.7	14.9	16.2	17.6

续表

身长(cm)	-3SD	-2SD	-1SD	中位数	+1SD	+2SD	+3SD
94.0	11.0	11.8	12.8	13.8	15.0	16.3	17.8
94.5	11.1	11.9	12.9	13.9	15.1	16.5	17.9
95.0	11.1	12.0	13.0	14.1	15.3	16.6	18.1
95.5	11.2	12.1	13.1	14.2	15.4	16.7	18.3
96.0	11.3	12.2	13.2	14.3	15.5	16.9	18.4
96.5	11.4	12.3	13.3	14.4	15.7	17.0	18.6
97.0	11.5	12.4	13.4	14.6	15.8	17.2	18.8
97.5	11.6	12.5	13.6	14.7	15.9	17.4	18.9
98.0	11.7	12.6	13.7	14.8	16.1	17.5	19.1
98.5	11.8	12.8	13.8	14.9	16.2	17.7	19.3
99.0	11.9	12.9	13.9	15.1	16.4	17.9	19.5
99.5	12.0	13.0	14.0	15.2	16.5	18.0	19.7
100.0	12.1	13.1	14.2	15.4	16.7	18.2	19.9
100.5	12.2	13.2	14.3	15.5	16.9	18.4	20.1
101.0	12.3	13.3	14.4	15.6	17.0	18.5	20.3
101.5	12.4	13.4	14.5	15.8	17.2	18.7	20.5
102.0	12.5	13.6	14.7	15.9	17.3	18.9	20.7
102.5	12.6	13.7	14.8	16.1	17.5	19.1	20.9
103.0	12.8	13.8	14.9	16.2	17.7	19.3	21.1
103.5	12.9	13.9	15.1	16.4	17.8	19.5	21.3
104.0	13.0	14.0	15.2	16.5	18.0	19.7	21.6
104.5	13.1	14.2	15.4	16.7	18.2	19.9	21.8
105.0	13.2	14.3	15.5	16.8	18.4	20.1	22.0
105.5	13.3	14.4	15.6	17.0	18.5	20.3	22.2
106.0	13.4	14.5	15.8	17.2	18.7	20.5	22.5
106.5	13.5	14.7	15.9	17.3	18.9	20.7	22.7
107.0	13.7	14.8	16.1	17.5	19.1	20.9	22.9
107.5	13.8	14.9	16.2	17.7	19.3	21.1	23.2
108.0	13.9	15.1	16.4	17.8	19.5	21.3	23.4

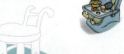

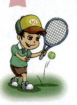

身长(cm)	-3SD	-2SD	-1SD	中位数	+1SD	+2SD	+3SD
109.5	14.3	15.5	16.8	18.3	20.0	22.0	24.2
110.0	14.4	15.6	17.0	18.5	20.2	22.2	24.4
110.5	14.5	15.8	17.1	18.7	20.4	22.4	24.7
111.0	14.6	15.9	17.3	18.9	20.7	22.7	25.0
111.5	14.8	16.0	17.5	19.1	20.9	22.9	25.2
112.0	14.9	16.2	17.6	19.2	21.1	23.1	25.5
112.5	15.0	16.3	17.8	19.4	21.3	23.4	25.8
113.0	15.2	16.5	18.0	19.6	21.5	23.6	26.0
113.5	15.3	16.6	18.1	19.8	21.7	23.9	26.3
114.0	15.4	16.8	18.3	20.0	21.9	24.1	26.6
114.5	15.6	16.9	18.5	20.2	22.1	24.4	26.9
115.0	15.7	17.1	18.6	20.4	22.4	24.6	27.2
115.5	15.8	17.2	18.8	20.6	22.6	24.9	27.5
116.0	16.0	17.4	19.0	20.8	22.8	25.1	27.8
116.5	16.1	17.5	19.2	21.0	23.0	25.4	28.0
117.0	16.2	17.7	19.3	21.2	23.3	25.6	28.3
117.5	16.4	17.9	19.5	21.4	23.5	25.9	28.6
118.0	16.5	18.0	19.7	21.6	23.7	26.1	28.9
118.5	16.7	18.2	19.9	21.8	23.9	26.4	29.2
119.0	16.8	18.3	20.0	22.0	24.1	26.6	29.5
119.5	16.9	18.5	20.2	22.2	24.4	26.9	29.8
120.0	17.1	18.6	20.4	22.4	24.6	27.2	30.1
120.5	16.9	18.7	20.6	22.4	24.9	27.4	29.8
121.0	17.0	18.9	20.7	22.6	25.1	27.6	30.2
121.5	17.2	19.1	20.9	22.8	25.4	27.9	30.5
122.0	17.4	19.2	21.1	23.0	25.6	28.3	30.9
122.5	17.5	19.4	21.3	23.2	25.9	28.6	31.2
123.0	17.7	19.6	21.5	23.4	26.2	28.9	31.6
123.5	17.9	19.8	21.7	23.6	26.4	29.2	32.0

续表

身长(cm)	-3SD	-2SD	-1SD	中位数	+1SD	+2SD	+3SD
124.0	18.0	20.0	21.9	23.9	26.7	29.5	32.4
124.5	18.2	20.2	22.1	24.1	27.0	29.9	32.7
125.0	18.4	20.4	22.3	24.3	27.2	30.2	33.1
125.5	18.6	20.5	22.5	24.5	27.5	30.5	33.5
126.0	18.7	20.7	22.8	24.8	27.8	30.9	33.9
126.5	18.9	20.9	23.0	25.0	28.1	31.2	34.4
127.0	19.1	21.1	23.2	25.2	28.4	31.6	34.8
127.5	19.2	21.3	23.4	25.5	28.7	32.0	35.2
128.0	19.4	21.5	23.6	25.7	29.0	32.3	35.6
128.5	19.6	21.7	23.8	26.0	29.3	32.7	36.1
129.0	19.8	21.9	24.1	26.2	29.7	33.1	36.5
129.5	19.9	22.1	24.3	26.5	30.0	33.5	37.0
130.0	20.1	22.3	24.5	26.8	30.3	33.9	37.5
130.5	20.3	22.5	24.8	27.0	30.7	34.3	37.9
131.0	20.4	22.7	25.0	27.3	31.0	34.7	38.4
131.5	20.6	22.9	25.2	27.6	31.3	35.1	38.9
132.0	20.8	23.1	25.5	27.8	31.7	35.5	39.4
132.5	21.0	23.3	25.7	28.1	32.1	36.0	39.9
133.0	21.1	23.6	26.0	28.4	32.4	36.4	40.4
133.5	21.3	23.8	26.2	28.7	32.8	36.9	40.9
134.0	21.5	24.0	26.5	29.0	33.2	37.3	41.5
134.5	21.6	24.2	26.7	29.3	33.5	37.8	42.0
135.0	21.8	24.4	27.0	29.6	33.9	38.2	42.5
135.5	22.0	24.6	27.3	29.9	34.3	38.7	43.1
136.0	22.1	24.8	27.5	30.2	34.7	39.2	43.7
136.5	22.3	25.0	27.8	30.6	35.1	39.7	44.2
137.0	22.4	25.3	28.1	30.9	35.5	40.2	44.8
137.5	22.6	25.5	28.4	31.2	36.0	40.7	45.4
138.0	22.8	25.7	28.6	31.6	36.4	41.2	46.0
138.5	22.9	25.9	28.9	31.9	36.8	41.7	46.6

表5　女童（卧位）身长别体重参考值（kg）

身长(cm)	-3SD	-2SD	-1SD	中位数	+1SD	+2SD	+3SD
45.0	1.9	2.1	2.3	2.5	2.7	3.0	3.3
45.5	2.0	2.1	2.3	2.5	2.8	3.1	3.4
46.0	2.0	2.2	2.4	2.6	2.9	3.2	3.5
46.5	2.1	2.3	2.5	2.7	3.0	3.3	3.6
47.0	2.2	2.4	2.6	2.8	3.1	3.4	3.7
47.5	2.2	2.4	2.6	2.9	3.2	3.5	3.8
48.0	2.3	2.5	2.7	3.0	3.3	3.6	4.0
48.5	2.4	2.6	2.8	3.1	3.4	3.7	4.1
49.0	2.4	2.6	2.9	3.2	3.5	3.8	4.2
49.5	2.5	2.7	3.0	3.3	3.6	3.9	4.3
50.0	2.6	2.8	3.1	3.4	3.7	4.0	4.5
50.5	2.7	2.9	3.2	3.5	3.8	4.2	4.6
51.0	2.8	3.0	3.3	3.6	3.9	4.3	4.8
51.5	2.8	3.1	3.4	3.7	4.0	4.4	4.9
52.0	2.9	3.2	3.5	3.8	4.2	4.6	5.1
52.5	3.0	3.3	3.6	3.9	4.3	4.7	5.2
53.0	3.1	3.4	3.7	4.0	4.4	4.9	5.4
53.5	3.2	3.5	3.8	4.2	4.6	5.0	5.5
54.0	3.3	3.6	3.9	4.3	4.7	5.2	5.7
54.5	3.4	3.7	4.0	4.4	4.8	5.3	5.9
55.0	3.5	3.8	4.2	4.5	5.0	5.5	6.1
55.5	3.6	3.9	4.3	4.7	5.1	5.7	6.3
56.0	3.7	4.0	4.4	4.8	5.3	5.8	6.4
56.5	3.8	4.1	4.5	5.0	5.4	6.0	6.6
57.0	3.9	4.3	4.6	5.1	5.6	6.1	6.8
57.5	4.0	4.4	4.8	5.2	5.7	6.3	7.0

续表

身长(cm)	-3SD	-2SD	-1SD	中位数	+1SD	+2SD	+3SD
58.0	4.1	4.5	4.9	5.4	5.9	6.5	7.1
58.5	4.2	4.6	5.0	5.5	6.0	6.6	7.3
59.0	4.3	4.7	5.1	5.6	6.2	6.8	7.5
59.5	4.4	4.8	5.3	5.7	6.3	6.9	7.7
60.0	4.5	4.9	5.4	5.9	6.4	7.1	7.8
60.5	4.6	5.0	5.5	6.0	6.6	7.3	8.0
61.0	4.7	5.1	5.6	6.1	6.7	7.4	8.2
61.5	4.8	5.2	5.7	6.3	6.9	7.6	8.4
62.0	4.9	5.3	5.8	6.4	7.0	7.7	8.5
62.5	5.0	5.4	5.9	6.5	7.1	7.8	8.7
63.0	5.1	5.5	6.0	6.6	7.3	8.0	8.8
63.5	5.2	5.6	6.2	6.7	7.4	8.1	9.0
64.0	5.3	5.7	6.3	6.9	7.5	8.3	9.1
64.5	5.4	5.8	6.4	7.0	7.6	8.4	9.3
65.0	5.5	5.9	6.5	7.1	7.8	8.6	9.5
65.5	5.5	6.0	6.6	7.2	7.9	8.7	9.6
66.0	5.6	6.1	6.7	7.3	8.0	8.8	9.8
66.5	5.7	6.2	6.8	7.4	8.1	9.0	9.9
67.0	5.8	6.3	6.9	7.5	8.3	9.1	10.0
67.5	5.9	6.4	7.0	7.6	8.4	9.2	10.2
68.0	6.0	6.5	7.1	7.7	8.5	9.4	10.3
68.5	6.1	6.6	7.2	7.9	8.6	9.5	10.5
69.0	6.1	6.7	7.3	8.0	8.7	9.6	10.6
69.5	6.2	6.8	7.4	8.1	8.8	9.7	10.7
70.0	6.3	6.9	7.5	8.2	9.0	9.9	10.9
70.5	6.4	6.9	7.6	8.3	9.1	10.0	11.0
71.0	6.5	7.0	7.7	8.4	9.2	10.1	11.1

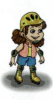

身长(cm)	-3SD	-2SD	-1SD	中位数	+1SD	+2SD	+3SD
71.5	6.5	7.1	7.7	8.5	9.3	10.2	11.3
72.0	6.6	7.2	7.8	8.6	9.4	10.3	11.4
72.5	6.7	7.3	7.9	8.7	9.5	10.5	11.5
73.0	6.8	7.4	8.0	8.8	9.6	10.6	11.7
73.5	6.9	7.4	8.1	8.9	9.7	10.7	11.8
74.0	6.9	7.5	8.2	9.0	9.8	10.8	11.9
74.5	7.0	7.6	8.3	9.1	9.9	10.9	12.0
75.0	7.1	7.7	8.4	9.1	10.0	11.0	12.2
75.5	7.1	7.8	8.5	9.2	10.1	11.1	12.3
76.0	7.2	7.8	8.5	9.3	10.2	11.2	12.4
76.5	7.3	7.9	8.6	9.4	10.3	11.4	12.5
77.0	7.4	8.0	8.7	9.5	10.4	11.5	12.6
77.5	7.4	8.1	8.8	9.6	10.5	11.6	12.8
78.0	7.5	8.2	8.9	9.7	10.6	11.7	12.9
78.5	7.6	8.2	9.0	9.8	10.7	11.8	13.0
79.0	7.7	8.3	9.1	9.9	10.8	11.9	13.1
79.5	7.7	8.4	9.1	10.0	10.9	12.0	13.3
80.0	7.8	8.5	9.2	10.1	11.0	12.1	13.4
80.5	7.9	8.6	9.3	10.2	11.2	12.3	13.5
81.0	8.0	8.7	9.4	10.3	11.3	12.4	13.7
81.5	8.1	8.8	9.5	10.4	11.4	12.5	13.8
82.0	8.1	8.8	9.6	10.5	11.5	12.6	13.9
82.5	8.2	8.9	9.7	10.6	11.6	12.8	14.1
83.0	8.3	9.0	9.8	10.7	11.8	12.9	14.2
83.5	8.4	9.1	9.9	10.9	11.9	13.1	14.4
84.0	8.5	9.2	10.1	11.0	12.0	13.2	14.5
84.5	8.6	9.3	10.2	11.1	12.1	13.3	14.7

续表

身长(cm)	-3SD	-2SD	-1SD	中位数	+1SD	+2SD	+3SD
85.0	8.7	9.4	10.3	11.2	12.3	13.5	14.9
85.5	8.8	9.5	10.4	11.3	12.4	13.6	15.0
86.0	8.9	9.7	10.5	11.5	12.6	13.8	15.2
86.5	9.0	9.8	10.6	11.6	12.7	13.9	15.4
87.0	9.1	9.9	10.7	11.7	12.8	14.1	15.5
87.5	9.2	10.0	10.9	11.8	13.0	14.2	15.7
88.0	9.3	10.1	11.0	12.0	13.1	14.4	15.9
88.5	9.4	10.2	11.1	12.1	13.2	14.5	16.0
89.0	9.5	10.3	11.2	12.2	13.4	14.7	16.2
89.5	9.6	10.4	11.3	12.3	13.5	14.8	16.4
90.0	9.7	10.5	11.4	12.5	13.7	15.0	16.5
90.5	9.8	10.6	11.5	12.6	13.8	15.1	16.7
91.0	9.9	10.7	11.7	12.7	13.9	15.3	16.9
91.5	10.0	10.8	11.8	12.8	14.1	15.5	17.0
92.0	10.1	10.9	11.9	13.0	14.2	15.6	17.2
92.5	10.1	11.0	12.0	13.1	14.3	15.8	17.4
93.0	10.2	11.1	12.1	13.2	14.5	15.9	17.5
93.5	10.3	11.2	12.2	13.3	14.6	16.1	17.7
94.0	10.4	11.3	12.3	13.5	14.7	16.2	17.9
94.5	10.5	11.4	12.4	13.6	14.9	16.4	18.0
95.0	10.6	11.5	12.6	13.7	15.0	16.5	18.2
95.5	10.7	11.6	12.7	13.8	15.2	16.7	18.4
96.0	10.8	11.7	12.8	14.0	15.3	16.8	18.6
96.5	10.9	11.8	12.9	14.1	15.4	17.0	18.7
97.0	11.0	12.0	13.0	14.2	15.6	17.1	18.9
97.5	11.1	12.1	13.1	14.4	15.7	17.3	19.1
98.0	11.2	12.2	13.3	14.5	15.9	17.5	19.3

身长(cm)	-3SD	-2SD	-1SD	中位数	+1SD	+2SD	+3SD
98.5	11.3	12.3	13.4	14.6	16.0	17.6	19.5
99.0	11.4	12.4	13.5	14.8	16.2	17.8	19.6
99.5	11.5	12.5	13.6	14.9	16.3	18.0	19.8
100.0	11.6	12.6	13.7	15.0	16.5	18.1	20.0
100.5	11.7	12.7	13.9	15.2	16.6	18.3	20.2
101.0	11.8	12.8	14.0	15.3	16.8	18.5	20.4
101.5	11.9	13.0	14.1	15.5	17.0	18.7	20.6
102.0	12.0	13.1	14.3	15.6	17.1	18.9	20.8
102.5	12.1	13.2	14.4	15.8	17.3	19.0	21.0
103.0	12.3	13.3	14.5	15.9	17.5	19.2	21.3
103.5	12.4	13.5	14.7	16.1	17.6	19.4	21.5
104.0	12.5	13.6	14.8	16.2	17.8	19.6	21.7
104.5	12.6	13.7	15.0	16.4	18.0	19.8	21.9
105.0	12.7	13.8	15.1	16.5	18.2	20.0	22.2
105.5	12.8	14.0	15.3	16.7	18.4	20.2	22.4
106.0	13.0	14.1	15.4	16.9	18.5	20.5	22.6
106.5	13.1	14.3	15.6	17.1	18.7	20.7	22.9
107.0	13.2	14.4	15.7	17.2	18.9	20.9	23.1
107.5	13.3	14.5	15.9	17.4	19.1	21.1	23.4
108.0	13.5	14.7	16.0	17.6	19.3	21.3	23.6
108.5	13.6	14.8	16.2	17.8	19.5	21.6	23.9
109.0	13.7	15.0	16.4	18.0	19.7	21.8	24.2
109.5	13.9	15.1	16.5	18.1	20.0	22.0	24.4
110.0	14.0	15.3	16.7	18.3	20.2	22.3	24.7

表6　女童（立位）身高别体重参考值（kg）

身长(cm)	-3SD	-2SD	-1SD	中位数	+1SD	+2SD	+3SD
65.0	5.6	6.1	6.6	7.2	7.9	8.7	9.7
65.5	5.7	6.2	6.7	7.4	8.1	8.9	9.8
66.0	5.8	6.3	6.8	7.5	8.2	9.0	10.0
66.5	5.8	6.4	6.9	7.6	8.3	9.1	10.1
67.0	5.9	6.4	7.0	7.7	8.4	9.3	10.2
67.5	6.0	6.5	7.1	7.8	8.5	9.4	10.4
68.0	6.1	6.6	7.2	7.9	8.7	9.5	10.5
68.5	6.2	6.7	7.3	8.0	8.8	9.7	10.7
69.0	6.3	6.8	7.4	8.1	8.9	9.8	10.8
69.5	6.3	6.9	7.5	8.2	9.0	9.9	10.9
70.0	6.4	7.0	7.6	8.3	9.1	10.0	11.1
70.5	6.5	7.1	7.7	8.4	9.2	10.1	11.2
71.0	6.6	7.1	7.8	8.5	9.3	10.3	11.3
71.5	6.7	7.2	7.9	8.6	9.4	10.4	11.5
72.0	6.7	7.3	8.0	8.7	9.5	10.5	11.6
72.5	6.8	7.4	8.1	8.8	9.7	10.6	11.7
73.0	6.9	7.5	8.1	8.9	9.8	10.7	11.8
73.5	7.0	7.6	8.2	9.0	9.9	10.8	12.0
74.0	7.0	7.6	8.3	9.1	10.0	11.0	12.1
74.5	7.1	7.7	8.4	9.2	10.1	11.1	12.2
75.0	7.2	7.8	8.5	9.3	10.2	11.2	12.3
75.5	7.2	7.9	8.6	9.4	10.3	11.3	12.5
76.0	7.3	8.0	8.7	9.5	10.4	11.4	12.6
76.5	7.4	8.0	8.7	9.6	10.5	11.5	12.7
77.0	7.5	8.1	8.8	9.6	10.6	11.6	12.8
77.5	7.5	8.2	8.9	9.7	10.7	11.7	12.9

儿童营养与健康宝典（彩图读本）

身长(cm)	-3SD	-2SD	-1SD	中位数	+1SD	+2SD	+3SD
78.0	7.6	8.3	9.0	9.8	10.8	11.8	13.1
78.5	7.7	8.4	9.1	9.9	10.9	12.0	13.2
79.0	7.8	8.4	9.2	10.0	11.0	12.1	13.3
79.5	7.8	8.5	9.3	10.1	11.1	12.2	13.4
80.0	7.9	8.6	9.4	10.2	11.2	12.3	13.6
80.5	8.0	8.7	9.5	10.3	11.3	12.4	13.7
81.0	8.1	8.8	9.6	10.4	11.4	12.6	13.9
81.5	8.2	8.9	9.7	10.6	11.6	12.7	14.0
82.0	8.3	9.0	9.8	10.7	11.7	12.8	14.1
82.5	8.4	9.1	9.9	10.8	11.8	13.0	14.3
83.0	8.5	9.2	10.0	10.9	11.9	13.1	14.5
83.5	8.5	9.3	10.1	11.0	12.1	13.3	14.6
84.0	8.6	9.4	10.2	11.1	12.2	13.4	14.8
84.5	8.7	9.5	10.3	11.3	12.3	13.5	14.9
85.0	8.8	9.6	10.4	11.4	12.5	13.7	15.1
85.5	8.9	9.7	10.6	11.5	12.6	13.8	15.3
86.0	9.0	9.8	10.7	11.6	12.7	14.0	15.4
86.5	9.1	9.9	10.8	11.8	12.9	14.2	15.6
87.0	9.2	10.0	10.9	11.9	13.0	14.3	15.8
87.5	9.3	10.1	11.0	12.0	13.2	14.5	15.9
88.0	9.4	10.2	11.1	12.1	13.3	14.6	16.1
88.5	9.5	10.3	11.2	12.3	13.4	14.8	16.3
89.0	9.6	10.4	11.4	12.4	13.6	14.9	16.4
89.5	9.7	10.5	11.5	12.5	13.7	15.1	16.6
90.0	9.8	10.6	11.6	12.6	13.8	15.2	16.8
90.5	9.9	10.7	11.7	12.8	14.0	15.4	16.9
91.0	10.0	10.9	11.8	12.9	14.1	15.5	17.1

身长(cm)	-3SD	-2SD	-1SD	中位数	+1SD	+2SD	+3SD
91.5	10.1	11.0	11.9	13.0	14.3	15.7	17.3
92.0	10.2	11.1	12.0	13.1	14.4	15.8	17.4
92.5	10.3	11.2	12.1	13.3	14.5	16.0	17.6
93.0	10.4	11.3	12.3	13.4	14.7	16.1	17.8
93.5	10.5	11.4	12.4	13.5	14.8	16.3	17.9
94.0	10.6	11.5	12.5	13.6	14.9	16.4	18.1
94.5	10.7	11.6	12.6	13.8	15.1	16.6	18.3
95.0	10.8	11.7	12.7	13.9	15.2	16.7	18.5
95.5	10.8	11.8	12.8	14.0	15.4	16.9	18.6
96.0	10.9	11.9	12.9	14.1	15.5	17.0	18.8
96.5	11.0	12.0	13.1	14.3	15.6	17.2	19.0
97.0	11.1	12.1	13.2	14.4	15.8	17.4	19.2
97.5	11.2	12.2	13.3	14.5	15.9	17.5	19.3
98.0	11.3	12.3	13.4	14.7	16.1	17.7	19.5
98.5	11.4	12.4	13.5	14.8	16.2	17.9	19.7
99.0	11.5	12.5	13.7	14.9	16.4	18.0	19.9
99.5	11.6	12.7	13.8	15.1	16.5	18.2	20.1
100.0	11.7	12.8	13.9	15.2	16.7	18.4	20.3
100.5	11.9	12.9	14.1	15.4	16.9	18.6	20.5
101.0	12.0	13.0	14.2	15.5	17.0	18.7	20.7
101.5	12.1	13.1	14.3	15.7	17.2	18.9	20.9
102.0	12.2	13.3	14.5	15.8	17.4	19.1	21.1
102.5	12.3	13.4	14.6	16.0	17.5	19.3	21.4
103.0	12.4	13.5	14.7	16.1	17.7	19.5	21.6
103.5	12.5	13.6	14.9	16.3	17.9	19.7	21.8
104.0	12.6	13.8	15.0	16.4	18.1	19.9	22.0

身长(cm)	-3SD	-2SD	-1SD	中位数	+1SD	+2SD	+3SD
104.5	12.8	13.9	15.2	16.6	18.2	20.1	22.3
105.0	12.9	14.0	15.3	16.8	18.4	20.3	22.5
105.5	13.0	14.2	15.5	16.9	18.6	20.5	22.7
106.0	13.1	14.3	15.6	17.1	18.8	20.8	23.0
106.5	13.3	14.5	15.8	17.3	19.0	21.0	23.2
107.0	13.4	14.6	15.9	17.5	19.2	21.2	23.5
107.5	13.5	14.7	16.1	17.7	19.4	21.4	23.7
108.0	13.7	14.9	16.3	17.8	19.6	21.7	24.0
108.5	13.8	15.0	16.4	18.0	19.8	21.9	24.3
109.0	13.9	15.2	16.6	18.2	20.0	22.1	24.5
109.5	14.1	15.4	16.8	18.4	20.3	22.4	24.8
110.0	14.2	15.5	17.0	18.6	20.5	22.6	25.1
110.5	14.4	15.7	17.1	18.8	20.7	22.9	25.4
111.0	14.5	15.8	17.3	19.0	20.9	23.1	25.7
111.5	14.7	16.0	17.5	19.2	21.2	23.4	26.0
112.0	14.8	16.2	17.7	19.4	21.4	23.6	26.2
112.5	15.0	16.3	17.9	19.6	21.6	23.9	26.5
113.0	15.1	16.5	18.0	19.8	21.8	24.2	26.8
113.5	15.3	16.7	18.2	20.0	22.1	24.4	27.1
114.0	15.4	16.8	18.4	20.2	22.3	24.7	27.4
114.5	15.6	17.0	18.6	20.5	22.6	25.0	27.8
115.0	15.7	17.2	18.8	20.7	22.8	25.2	28.1
115.5	15.9	17.3	19.0	20.9	23.0	25.5	28.4
116.0	16.0	17.5	19.2	21.1	23.3	25.8	28.7
116.5	16.2	17.7	19.4	21.3	23.5	26.1	29.0
117.0	16.3	17.8	19.6	21.5	23.8	26.3	29.3

身长(cm)	-3SD	-2SD	-1SD	中位数	+1SD	+2SD	+3SD
117.5	16.5	18.0	19.8	21.7	24.0	26.6	29.6
118.0	16.6	18.2	19.9	22.0	24.2	26.9	29.9
118.5	16.8	18.4	20.1	22.2	24.5	27.2	30.3
119.0	16.9	18.5	20.3	22.4	24.7	27.4	30.6
119.5	17.1	18.7	20.5	22.6	25.0	27.7	30.9
120.0	17.3	18.9	20.7	22.8	25.2	28.0	31.2
120.5	16.4	18.3	20.1	22.0	24.7	27.3	29.9
121.0	16.5	18.4	20.3	22.2	24.9	27.6	30.3
121.5	16.7	18.6	20.5	22.5	25.2	27.9	30.7
122.0	16.8	18.8	20.7	22.7	25.5	28.3	31.1
122.5	17.0	19.0	20.9	22.9	25.8	28.6	31.5
123.0	17.1	19.1	21.1	23.1	26.1	29.0	31.9
123.5	17.3	19.3	21.3	23.4	26.4	29.3	32.3
124.0	17.4	19.5	21.6	23.6	26.7	29.7	32.8
124.5	17.6	19.7	21.8	23.9	27.0	30.1	33.2
125.0	17.8	19.9	22.0	24.1	27.3	30.5	33.7
125.5	17.9	20.1	22.2	24.3	27.6	30.9	34.2
126.0	18.1	20.2	22.4	24.6	28.0	31.3	34.7
126.5	18.2	20.4	22.7	24.9	28.3	31.7	35.2
127.0	18.4	20.6	22.9	25.1	28.6	32.2	35.7
127.5	18.6	20.8	23.1	25.4	29.0	32.6	36.2
128.0	18.7	21.0	23.3	25.7	29.4	33.1	36.8
128.5	18.9	21.2	23.6	25.9	29.7	33.6	37.4
129.0	19.0	21.4	23.8	26.2	30.1	34.0	37.9
129.5	19.2	21.6	24.1	26.5	30.5	34.5	38.6
130.0	19.4	21.8	24.3	26.8	30.9	35.1	39.2

身长(cm)	-3SD	-2SD	-1SD	中位数	+1SD	+2SD	+3SD
130.5	19.5	22.1	24.6	27.1	31.3	35.6	39.8
131.0	19.7	22.3	24.8	27.4	31.8	36.1	40.5
131.5	19.9	22.5	25.1	27.7	32.2	36.7	41.1
132.0	20.0	22.7	25.4	28.0	32.6	37.2	41.8
132.5	20.2	22.9	25.6	28.4	33.1	37.8	42.6
133.0	20.4	23.1	25.9	28.7	33.6	38.4	43.3
133.5	20.5	23.4	26.2	29.0	34.0	39.0	44.0
134.0	20.7	23.6	26.5	29.4	34.5	39.7	44.8
134.5	20.8	23.8	26.8	29.7	35.0	40.3	45.6
135.0	21.0	24.0	27.0	30.1	35.5	41.0	46.4
135.5	21.2	24.3	27.3	30.4	36.0	41.6	47.2
136.0	21.3	24.5	27.6	30.8	36.5	42.3	48.1
136.5	21.5	24.7	27.9	31.1	37.1	43.0	49.0
137.0	21.7	25.0	28.2	31.5	37.6	43.7	49.9